T0209126

Top im Gesundheitsjob

TOP im Gesundheitsjob – Einfach zum Mitnehmen!
Die Pocketreihe für Berufe im Gesundheitswesen mit Themen für Ihre Karriere und die persönliche Weiterentwicklung.
Top im Gesundheitsjob bietet Ihnen zum schnellen Nachlesen und Anwenden:

- Wissen rund um Themen für eine bessere Ausgangsposition in Gesundheitsberufen
- Autoren aus den Gesundheitsberufen
- Konzentration auf die wesentlichen, für die Umsetzbarkeit wichtigen Inhalte
- Eine kurzweilige und informative Wissensvermittlung
- Selbsttests, Übungen und Trainingsprogramme

Susanne Möller

Einfach ein gutes Team – Teambildung und -führung in Gesundheitsberufen

3. Auflage

Mit 8 Abbildungen

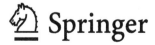

Susanne Möller
München, Deutschland

ISSN 2625-9400   ISSN 2625-9419   (electronic)
Top im Gesundheitsjob
ISBN 978-3-662-67613-4   ISBN 978-3-662-67614-1   (eBook)
https://doi.org/10.1007/978-3-662-67614-1

Die Deutsche Nationalbibliothek verzeichnet diese Publikation in der Deutschen Nationalbibliografie; detaillierte bibliografische Daten sind im Internet über http:// dnb.d-nb.de abrufbar.

Planung/Lektorat: Frau Sarah Busch
Springer ist ein Imprint der eingetragenen Gesellschaft Springer-Verlag GmbH, DE und ist ein Teil von Springer Nature.
Die Anschrift der Gesellschaft ist: Heidelberger Platz 3, 14197 Berlin, Germany

Vorwort zur 3. Auflage

Kompakt, praxisnah, lesbar und damit hilfreich, so sollte diese neue Reihe für Berufstätige an der Basis sein. Die Bücher »Top im Gesundheitsjob« sind untereinander vernetzt. Sehr gerne habe ich dafür diesen Titel »Einfach ein gutes Team« geschrieben.

Teamentwicklung, Führung und Kommunikation sind die zentralen Punkte, die in Seminaren und im Einzelcoaching mit Menschen aus Gesundheitsfachberufen immer wieder thematisiert werden. Neben der fachlichen Qualifikation sind die soziale Kompetenz und das pädagogische und psychologische Fachwissen von enormer Wichtigkeit. Die Herausforderungen im Berufsalltag sind vielfältig und erfordern einen professionellen Umgang der Teammitgliedern untereinander (intra- und interdisziplinär), mit den Vorgesetzten, Patienten und Angehörigen. Kompetenzen, über die jedes einzelne Teammitglied verfügen sollte, sind Selbstständigkeit,

Kooperationsfähigkeit, Konfliktfähigkeit, Kritikfähigkeit, Kommunikationsfähigkeit, Respekt, interkulturelle Kompetenz, Toleranz und Humor. Jeder Einzelne trägt zu einem gut funktionierenden Team bei.

Mit dem vorliegenden Buch möchte ich Ihnen Anregungen geben, wie Teamarbeit funktionieren und jeder Einzelne mit seinem Verhalten zur Weiterentwicklung des Teams beitragen kann. Eine positive und wertschätzende Kommunikation und eine vertrauensvolle und achtsame Führung sind dafür unabdingbar. Lassen Sie sich von diesem Buch, einzelnen Passagen oder Sätzen inspirieren.

Ganz besonderer Dank gilt Frau Sarah Busch vom Springer-Verlag.

Ich wünsche Ihnen viel Freude beim Lesen und Mut zur Veränderung.

München   Susanne Möller
Juni 2023

Inhaltsverzeichnis

Über die Autorin

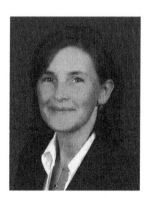

Susanne Möller ist Diplom-Psychologin mit den Schwerpunkten Arbeits- und Organisationspsychologie, Luft- und Raumfahrtpsychologie und Klinische Psychologie, Coach und NLP-Trainerin. Seit vielen Jahren ist sie im Bereich Personalauswahl und Teamtraining für internationale Fluggesellschaften und als Trainerin für Führungskräfte aus Gesundheitsfachberufen tätig.

1

Der erste Tag im neuen Team

Die Dinge sind nicht so, wie sie sind. Sie sind immer das,
was man aus ihnen macht (Mies van der Rohe)

Kennen Sie das auch?

Sie kommen in ein neues Team und werden mit den
Worten empfangen: *»Mal schauen, wie lange Sie es bei
uns aushalten!«.* Unmissverständlich macht Ihnen die
Teamleitung klar, dass hier alles nach ganz genauen
Regeln abläuft, die sie vorgibt. Alle anderen Teammitglieder verhalten sich ruhig und agieren im Hintergrund. Eine persönliche Vorstellung findet nur kurz
statt. Die Atmosphäre ist kalt und die Stimmung im
Team angespannt. Sie fühlen sich vom ersten Augenblick
an unwohl und deplatziert. Sie laufen den ganzen Tag
mit (Einarbeitung), aber kein Teammitglied gibt wirklich Informationen heraus. Immer wieder wird betont,

© Der/die Autor(en), exklusiv lizenziert an Springer-Verlag
GmbH, DE, ein Teil von Springer Nature 2023
S. Möller, *Einfach ein gutes Team – Teambildung und
-führung in Gesundheitsberufen,* Top im Gesundheitsjob,
https://doi.org/10.1007/978-3-662-67614-1_1

dass es wichtig sei »nur keine Fehler« zu machen. Diese ängstliche Grundstimmung überträgt sich auf Sie und in den nächsten Tagen gehen Sie eher gehemmt mit den Patienten um. Da es in diesem Team als Zeichen von Schwäche gewertet wird, trauen Sie sich nicht Fragen zu stellen. Ihre anfängliche Freude ein neues Team zu ergänzen ist schnell verflogen, stattdessen erleben Sie es als stark belastend jeden Tag zur Arbeit zu fahren.

Sie haben ihren ersten Arbeitstag in einer neuen Facharztpraxis und werden vom Chef und allen Teammitgliedern freundlich empfangen. Sie werden durch die Praxis geführt und mit allen Räumlichkeiten vertraut gemacht. Auf dem Schrank für ihre persönlichen Sachen steht ihr Name und ein weißes Poloshirt, in der richtigen Größe, bestickt mit ihrem Namen liegt für Sie bereit. Spezielle, in dieser Praxis geläufigen Fachtermini und Abrechnungsziffern sind für Sie in einer Mappe zusammengestellt worden, damit Sie sich in Ruhe damit vertraut machen können. Sie werden ermuntert Fragen zu stellen und überall mit einbezogen. Mittags fragt man Sie freundlich, ob Sie mit zum gemeinsamen Mittagessen kommen möchten. Der erste Arbeitstag vergeht »wie im Flug« und Sie haben ein gutes Gefühl in diesem Team zu arbeiten. Der Umgangston im Team ist freundlich und höflich und das wirkt sich auch positiv auf die Patienten aus. Jede Woche findet eine kurze Teambesprechung statt. Mit Fehlern wird sehr offen umgegangen, in dem Sinne: »Was können wir alle daraus lernen und wie können wir es beim nächsten Mal besser machen.« Insgesamt macht es auch in den nächsten Wochen Spaß in diesem Team zu arbeiten.

Auf die Begrüßung und Einarbeitung neuer Mitarbeiter muss großen Wert gelegt werden. Ein Mangel an Aufmerksamkeit und Integration kann dazu führen, dass neue Mitarbeiter schnell wieder die Klinik verlassen. Nach

Ströker (2007) besteht die Einarbeitung neuer Mitarbeiter im Wesentlichen aus zwei Komponenten, der

- fachlichen Integration und der
- sozialen Integration.

Die fachliche Integration hat zum Ziel, dem neuen Mitarbeiter die erforderlichen, fachspezifischen Kenntnisse zu vermitteln. Bei der sozialen Integration steht die Förderung der Systemzugehörigkeit (Team, Abteilung, Organisation) des neuen Mitarbeiters im Fokus, mit einer entsprechenden Unterweisung in die formellen und informellen Regeln: Der neue Mitarbeiter soll sich schnellstmöglich in seine Rolle und seine Arbeitsumgebung zur beiderseitigen Zufriedenheit einfügen, seine Aufgaben erfolgreich bewältigen und sich mit seiner Rolle und dem Unternehmen identifizieren (Ströker 2007, S. 12). Ein strukturierter Einarbeitungsplan, Informationsmaterialien, ein fester Ansprechpartner (Pate) für die Anleitung auf der Station und die Stationsleitung (als wichtigste Bezugsperson) helfen dem neuen Mitarbeiter sich schnell einzuarbeiten, sich ins Team zu integrieren und Unsicherheiten abzubauen.

Wie wichtig ein guter Einstieg in das Team ist und wie sensibel diese erste Phase ist, konnte Tewes (2002) in ihrer Untersuchung nachweisen. Pflegende erinnern sich, auch nach 20 Jahren noch ganz genau an ihre Einstiegsituation. Eine junge Ärztin erinnert sich sogar noch an den ersten Satz, der zu ihr gesagt wurde: *»Das erste Jahr ist für jeden schrecklich, danach wird's besser, da muss jeder durch.«* Ein Gesundheits- und Krankenpfleger wurde an seinem ersten Arbeitstag auf der neuen Station mit den Worten begrüßt: *»Willkommen an der Front!«*. Worte machen Leute, interessant ist hier, wie der Arbeitsplatz von der Stationsleitung erlebt wird und dementsprechend beschrieben wird. Diesen Spruch kann der neue Kollege zum einen positiv auslegen: »*Die an der Front gekämpft haben, waren eine »eingeschweißte« Truppe, die sich aufeinander verlassen konnten!*« oder negativ: »*Auf dieser Station muss sich das Team durchkämpfen.*« Unser Gehirn merkt sich gut Situationen, die mit Emotionen oder Bildern verknüpft sind. Das Bild der »Front« bleibt im Kopf, die Worte verhallen.

2

Teamarbeit im Gesundheitswesen

Nie wurde etwas Großartiges ohne Begeisterung gemacht.
(R. Emerson)

Teamarbeit ist im Gesundheitswesen nicht mehr wegzu-
denken. Ob im Operationssaal, in Praxen, ambulanten
Einrichtungen oder im Krankenhaus auf einer Station –
ein reibungsloser Ablauf und eine gute Teamarbeit sind
von unschätzbarem Wert. Was macht eine gute Teamarbeit aus und was kann jeder persönlich dazu beitragen?
Welche Rolle spielt dabei der Vorgesetzte, Teamleiter oder
die Stationsleitung? Ziel dieses Buches ist es, praxisnah
zu erklären, wie Teams funktionieren. Es zeigt wichtige
Faktoren auf, die für eine gute Zusammenarbeit im Team
förderlich sind. Modelle und Beispiele aus der Praxis
unterstützen dies und zeigen neue Lösungen auf. Denn,
wenn Sie immer das tun, was Sie bisher getan haben,

© Der/die Autor(en), exklusiv lizenziert an Springer-Verlag
GmbH, DE, ein Teil von Springer Nature 2023
S. Möller, *Einfach ein gutes Team – Teambildung und
-führung in Gesundheitsberufen,* Top im Gesundheitsjob,
https://doi.org/10.1007/978-3-662-67614-1_2

werden Sie immer genau da landen, wo Sie gerade sind. Einige Situationen werden Sie sicherlich wiedererkennen.

Unsere eigenen Einstellungen und Haltungen sind maßgeblich dafür verantwortlich, ob Teamarbeit gelingt oder nicht. Besonders bedeutsam ist dabei unsere allgemeine Einstellung, unsere Haltung zu unserer täglichen Arbeit, denn, wenn ich im Operationssaal die Instrumente anreiche und von Mauritius träume, bin ich weder im Operationssaal, noch auf Mauritius.

Was kann jeder einzelne mit seiner Persönlichkeit dazu beitragen, dass Teamarbeit gelingt. Wie nehme ich Vorgesetzte, Kollegen und Patienten wahr, welche Sprachgewohnheiten habe ich (»*In der alten Praxis war alles besser.*«, »*Die Arbeit auf der neuen Station wird bestimmt spannend!*«) und wie kann das gesamte Team das Arbeitsklima positiv beeinflussen (»*Wir pflegen hier so, wie wir selbst später einmal gepflegt werden möchten.*«). Wie wird mit Konflikten im beruflichen Umfeld umgegangen? Wenn Sie sich die Zusammenhänge bewusst machen, wie Konflikte entstehen und dass es in Bezug auf das Konfliktgeschehen bestimmte Gesetzmäßigkeiten gibt, können Sie sich in Zukunft entspannter und flexibler verhalten.

Als Teamleiter und ebenso als Teammitglied werden Sie in der täglichen Arbeit mit verschiedenen Problemstellungen konfrontiert. Probleme sind jedoch nicht das Problem, sondern die Art und Weise, wie die Leitung und das Team die Schwierigkeiten löst.

> Gute Teamarbeit hängt nicht nur von der Fachkompetenz (Wissen, Fertigkeiten) der einzelnen Teammitglieder und der Leitung ab, sondern vielmehr von den sozialen Fähigkeiten.

Zu den für gute Teamarbeit wichtigen sozialen Fähigkeiten gehören u. a. Faktoren wie Authentizität, Aufmerksamkeit, Umgang mit Konflikten, Anerkennung, Respekt, Achtsamkeit, Vertrauen und interkulturelle und kommunikative Kompetenzen.

Folgende Themen werden im Buch behandelt:

- Kap. 3 führt mit verschiedenen Begriffsbestimmungen in das Thema ein.
- Kap. 4 zeigt auf, welche Faktoren im (Berufs)alltag die Wahrnehmung – speziell die Personenwahrnehmung –, das Denken, die Sprache und das Verhalten beeinflussen können.
- In Kap. 5 werden Modelle der Teamentwicklung vorgestellt und die Besonderheiten in den verschiedenen Phasen der Teamentwicklung. Auch die Anforderungen an die Teammitglieder und die Leitung werden dargestellt.
- Kap. 6 behandelt Konflikte im Team und deren Lösungsmöglichkeiten. Problematisches Kommunikationsverhalten und Regeln für eine bessere Kommunikation und Interaktion im Team werden vorgestellt.

> Jedes Teammitglied trägt dazu bei, dass Teamarbeit gelingt.

3

Was ist ein Team

Mit einer Hand lässt sich kein Knoten knüpfen. (aus der Mongolei)

Es gibt eine Reihe von Definitionen eines Teams, die nah beieinander liegen.

> **Team**
>
> Als Team wird ein Zusammenschluss von mehreren Personen zur Lösung einer bestimmten Aufgabe oder zur Erreichung eines bestimmten Ziels bezeichnet.
> Über folgende Hauptkriterien werden Teams definiert (Mabey und Caird 1999):
>
> - Ein Team hat mindestens zwei Mitglieder.
> - Die Mitglieder tragen zur Erreichung der Teamziele mit ihren jeweiligen Fähigkeiten und den daraus entstehenden gegenseitigen Abhängigkeiten bei.
> - Das Team hat eine Teamidentität, die sich von den individuellen Identitäten der Mitglieder unterscheidet.

© Der/die Autor(en), exklusiv lizenziert an Springer-Verlag GmbH, DE, ein Teil von Springer Nature 2023
S. Möller, *Einfach ein gutes Team – Teambildung und -führung in Gesundheitsberufen,* Top im Gesundheitsjob,
https://doi.org/10.1007/978-3-662-67614-1_3

- Das Team hat Kommunikationspfade sowohl innerhalb des Teams als auch zur Außenwelt entwickelt.
- Die Struktur des Teams ist aufgaben- und zielorientiert beschrieben.
- Das Team überprüft periodisch seine Effizienz.

3.1 Merkmale eines Teams

Es gibt 8 Bedingungen, die erfüllt sein müssen, damit sich ein Team auch als solches fühlt (Rosini 1996).

Kommunikation und Interaktion
Die Möglichkeit zur direkten Interaktion und Kommunikation muss bestehen, d. h. die Teammitglieder müssen sich sehen und miteinander sprechen können.

Persönliche Motivation
In jeder Person wohnt eine Kraft, die nach höherer Leistung, Wachstum und persönlicher Erfüllung strebt. Diese Kraft ist zwar in den Menschen unterschiedlich stark vorhanden, aber jedes Individuum hat den Drang zu arbeiten und produktiv zu sein (Buller 1986).

Aktivitäten
Jedes Teammitglied braucht eine klare Aufgaben- oder Rollenzuweisung, um für sich einen Sinn im Team zu sehen.

Gefühle
Die Teammitglieder müssen eine Gemeinsamkeit auch auf dem emotionalen Sektor haben, sonst wird es schwierig, sich als Team zu fühlen. Um aufkommende Schwierigkeiten zu meistern, ist ein positives Grundgefühl gegenüber den Teammitgliedern wichtig.

Verhältnis zur Umgebung
Eine klare Absprache über das Verhältnis zu anderen Teams und zur Leitung festigt die Zusammengehörigkeit des Teams.

Akzeptanz
Die gegenseitige Akzeptanz ermöglicht die Identifikation mit dem Team.

Gemeinsames Ziel
Zu Beginn der Teambildung muss ein gemeinsames Ziel abgeklärt werden.

Aufgabenspezifische Kräfte
Die Arbeitskraft der Teammitglieder kann sich nur dann auf die Aufgabe konzentrieren, wenn die Klarheit der Erwartungen, Ziele und Positionsanforderungen in Zusammenhang mit der Aufgabe stehen. Die individuellen Kenntnisse und Fähigkeiten der Mitglieder müssen zur spezifischen Aufgabe passen und die dafür bereitgestellten Werkzeuge hilfreich sein, die Aufgabe zu erfüllen.

3.2 Abgrenzung des Teams gegenüber anderen

Gruppe

Mehrzahl von Personen in direkter Interaktion über eine längere Zeitspanne bei Rollendifferenzierung und gemeinsamen Normen, verbunden durch ein Wir-Gefühl (Rosenstiel v 1992).

Auch für alle anderen Definitionen gilt nach Rosenstiel, dass die Möglichkeit direkter Interaktion über eine längere Zeitspanne hinweg unabdingbarer Bestandteil bleiben muss, da sich nur unter dieser Bedingung »ein spezifisch von der Gruppe gefärbtes Erleben und Verhalten« entwickeln kann (Rosenstiel v 1992).

Das Team als spezielle Form der Gruppe
Bei einem Team handelt es sich um eine Gruppe, deren Mitglieder in einer funktionalen Arbeitsbeziehung stehen. Sie haben eine gemeinsame Aufgabe zu lösen, die meist, allerdings nicht immer, von außen vorgegeben ist. Im Sinne dieser Definition stehen Teams also nicht den Gruppen gegenüber, sondern bilden eine Teilmenge dieses Phänomen-Bereichs (Rechtin 2003).

3.3 Was ist Teamarbeit

Teamarbeit

Teamarbeit ist eine Form der Arbeitsorganisation, bei der mehrere Personen über eine gewisse Zeit, nach gewissen Regeln und Normen, eine aus mehreren Teilaufgaben bestehende gemeinsame Arbeitsaufgabe bearbeiten. Sie arbeiten unmittelbar zusammen, um gemeinsame Ziele zu erreichen und begreifen sich als Team (Antoni 2003).

Unter Teamarbeit versteht man: »*Die kooperative, zielorientierte Arbeit von Fachleuten, die gemeinsam an einer definierten komplexen Aufgabe, in einem Projekt oder an einem Problem arbeiten, bei Integration unterschiedlichen Fachwissens und nach bestimmten, gemeinsam festgelegten Regeln.*« (Gellert und Nowak 2002). Eine gemeinsame, effektive Arbeit ist bei einer Anzahl von 3–8 Personen möglich (Gellert und Nowak 2002). Denn hier ist eine bestmögliche Bündelung der Kompetenzen gegeben. Auch der Informationsaustausch gelingt bei dieser Personenzahl besser. Teamarbeit kann nur funktionieren, wenn die Teammitglieder über grundlegende Kommunikationskenntnisse und -fähigkeiten verfügen (Mattes 1992).

In einem Team treffen Menschen mit unterschiedlichen Fähigkeiten, Fertigkeiten und Persönlichkeiten aufeinander, die zusammen arbeiten müssen und sich die Teamzusammenstellung oftmals nicht aussuchen konnten. So braucht es das Engagement jedes einzelnen Teammitglieds, sich optimal zu einzubringen. Das erfordert eine positive Grundeinstellung, einen konstruktiven Umgang miteinander, Kooperationsbereitschaft, Konsensfähigkeit, Kommunikationsfähigkeit, Kritikfähigkeit und auch eine gewisse Gelassenheit und Wertschätzung gegenüber den anderen Teammitgliedern. Die Arbeit in einem interkulturellen Team erfordert darüber hinaus die Auseinandersetzung mit der eigenen Kultur, d. h. mit der Beschäftigung der eigenen Denk- und Verhaltensweisen (Selbstreflexion). Des Weiteren eine gewisse Aufgeschlossenheit gegenüber dem Werte- und Normensystem der ausländischen Kollegen, Respekt und Empathie.

Teamarbeit wird gehemmt durch:

- Uneindeutige Strukturen,
- Intransparenz,
- Konkurrenz,
- Vorurteile,
- mangelndem Respekt
- Provokationen,
- Antipathien untereinander.

Teamarbeit wird erleichtert durch:

- Ordnung,
- Eindeutigkeit,
- Klarheit,
- Struktur,
- Transparenz,
- Empathie,
- Toleranz,
- Interkulturelle Kompetenz,
- Respekt.

Jeder Einzelne trägt maßgeblich dazu bei, dass die Arbeit im Team funktioniert. Die Voraussetzung für eine erfolgreiche Mitarbeit im Team ist die individuelle Teamfähigkeit Teamarbeit fängt immer mit der Auseinandersetzung der eigenen Person als Teammitglied an (Selbstreflexion):

- Was kann ich persönlich verbessern?
- Was kann ich zu einer positiven Teamarbeit beitragen?
- Was kann ich von den anderen Teammitgliedern lernen?
- Wie kann ich Kollegen, die aus anderen Ländern kommen, unterstützen und ihnen den Start erleichtern?

Die Bereitschaft zu einer guten Teamarbeit ist die Basis für eine offene und konstruktive Zusammenarbeit und Kommunikation.

3.4   Optimale Teamgröße

Eine Teamgröße von 5–8 Personen hat sich als optimal erwiesen.

Werden größere Teams zusammengestellt, bilden sich relativ schnell informelle Untergruppen von 4–5 Personen. In großen Gruppen lässt sich auch ein anderes Kommunikationsverhalten beobachten. Untersuchungen haben gezeigt, dass sich der Prozentsatz der Personen, die Vorschläge und Ideen haben, sie aber nicht äußern, bei steigender Teamgröße erhöht. Schon bei 4 Personen bleiben 10 % der Ideen ungesagt, bei 10 Personen sind es bereits 20 %. Ebenso steigt der Prozentsatz der Personen, die während einer Diskussion nie sprechen, bei steigender Teamgröße beständig an. Während es bei einer Teamgröße von 5 Personen fast gar nicht vorkommt, dass ein Teammitglied gar nichts sagt, ist es bei einer Größe von 10 Menschen bereits eine Person, die nie etwas sagt (Wahren 1994).

Fazit

- Alle Teammitglieder tragen mit ihren unterschiedlichen Fähigkeiten und Fertigkeiten zur Erreichung des Teamzieles bei.
- Der Kommunikation im Team kommt eine ganz besondere Bedeutung zu.
- Die Teammitglieder müssen sich an bestimmte Regeln, Normen und Vereinbarungen halten, die unabdingbar für die gemeinsame Arbeit sind, sowohl fachlich als auch zwischenmenschlich.
- Die richtige Teamgröße ist von Bedeutung, da sich bei zu großen Teams schnell informelle Untergruppen bilden.

4

Teamalltag

4.1 Wie und was nehmen wir wahr

> Der Mensch findet zuletzt in den Dingen nichts wieder, als
> was er selbst in sie hineingesteckt hat. (F. Nietzsche)

Wie nehmen Sie Vorgesetzte, Kolleginnen, Mitarbeiter
und Patienten wahr. Warum verhalten Sie sich anders,
wenn Sie jemanden sympathisch finden. Wieso reagieren
Sie zurückhaltend oder mit Vorurteilen, obwohl Sie
eine Person noch gar nicht kennen. Warum reagieren
sie zurückhaltender, wenn Sie mit Kollegen aus anderen
Ländern zusammenarbeiten. Warum wachsen Ihnen
manche Patienten spontan ans Herz und andere nicht.
Warum haben Sie bei bestimmten Menschen ein ungutes
Gefühl?

© Der/die Autor(en), exklusiv lizenziert an Springer-Verlag
GmbH, DE, ein Teil von Springer Nature 2023
S. Möller, *Einfach ein gutes Team – Teambildung und
-führung in Gesundheitsberufen,* Top im Gesundheitsjob,
https://doi.org/10.1007/978-3-662-67614-1_4

Wir erleben und nehmen mehr wahr, als wir begreifen. Wir müssen es nur wahrhaben wollen (Oppelt 2004).

Unsere Wahrnehmung wird von unseren Vorerfahrungen und Vorannahmen geprägt. Wir setzen unsere Sinne selektiv ein, z. B. achtet eine Person nur darauf wie jemand aussieht und nicht darauf, was die Person sagt. Dieses Teilbild wird dann mit unseren Erwartungen, Vorerfahrungen und Annahmen über die Realität ergänzt. Das wiederum bildet unsere eigene Wirklichkeit ab, die wir wahrnehmen. Unsere Urteile über Menschen sind immer subjektiv (»*Den neuen Kollegen kann ich nicht leiden.*«). Der erste Eindruck (engl. primacy effect) ist so stark, dass andere Eigenschaften, die eine Person hat, nicht gesehen werden. Dieser Prozess läuft in einem Bruchteil von 10 Millisekunden ab (Matschnig 2008). Wir sprechen hier von der **Dominanz des ersten Eindrucks** (Zimbardo et al. 2008).

Das schnelle Urteil über eine Person ist dauerhaft und relativ resistent gegen neue Informationen, die die womöglich ungerechtfertigte Meinung korrigieren könnten. Die Sozialpsychologin H. Grant Halverson (2015) spricht hier von »kognitiven Geizhälsen«, da so wenig mentale Energie wie möglich eingesetzt wird, wenn wir einen Menschen kennenlernen. So kann die Fülle an Informationen bewältigt werden. Das Phänomen der Bestätigungstendenz ist ein Beispiel dafür. Wenn wir gehört haben, dass eine Person liebenswürdig ist oder weil sie auf einem Foto so aussieht, werden wir Anzeichen dieser Eigenschaft in ihrem Verhalten aufspüren, egal wie sie sich verhält. Die Tendenz besteht, das nicht wahrzunehmen, was zu der bereits gefassten Meinung passt oder es als unbedeutend herunter zu spielen.

Wahrgenommene Ähnlichkeit fördert die Sympathie. Wenn wir jemanden mögen, nehmen wir bevorzugt positive Verhaltensweisen wahr. Im umgekehrten Fall achten wir bevorzugt auf negative Verhaltensweisen und richten unseren Focus auf diese, wenn uns jemand unsympathisch ist. Besonders in Konfliktsituationen lässt sich dieses Verhalten beobachten. Bei Kollegen oder Vorgesetzten, die uns sympathisch sind, sind wir großzügiger bei Fehlern und reagieren mit mehr Geduld. Ist uns ein Kollege oder eine Kollegin auf den ersten Blick unsympathisch, dann nehmen wir unangenehme Eigenschaften verstärkt wahr. Unsere negative Voreinstellung lässt uns ein besonderes Augenmerk auf ihre Fehler legen. Man spricht in diesem Zusammenhang von **Wahrnehmungsverstärkern** (Zimbardo et al. 2008).

Buchtipp
Banaji MR, Greenwald G (2015) Vor-Urteile. Wie unser Verhalten unbewusst gesteuert wird und was wir dagegen tun können. Dtv, München.

Dieses Buch beinhaltet eine lesenswerte Studie über vorurteilsbeladenes Denken und Handeln. Oft spielen uns »unbewusste Kognitionen« einen Streich, wenn wir über andere soziale Gruppen urteilen, wie z. B. Menschen anderer Nationalitäten, Senioren, Behinderte etc. (Banaji und Greenwald, 2015). Viele Experimente und Beispiele werden in diesem Buch referiert. Warum zum Beispiel weiße, amerikanische, Ärzte, die sich ausdrücklich für vorurteilsfrei halten, schwarzen Patienten bei bestimmten Erkrankungen teure Medikamente vorenthalten (Banaji und Greenwald 2015).

4.1.1 Wahrnehmung von Personen

... Ob der Funke überspringt? ...
Jeanette Kaiser (AIP) ist groß und hat lange braune Locken, sie ist sehr hübsch und sympathisch, fachlich

überzeugt sie nicht, ihr unterlaufen immer wieder Anfängerfehler. Stationsarzt: »*Die ist doch so nett, warten wir mal ab.*«.

Sebastian Kurz (AIP) ist ein kleiner, gedrungener Mann mit starker Akne und rötlichen Haaren. Seine Arbeit macht er gut, ihm unterlaufen nur selten Fehler. Stationsarzt: »*Ob der wirklich zu uns passt, gestern hatte ich nicht so den besten Eindruck, der kommt nicht so gut an, da springt der Funke nicht über.*«.

Sympathie

Wie man andere einschätzt und sich ihnen gegenüber verhält, hängt ganz besonders davon ab, ob man sie sympathisch oder unsympathisch findet. Wahrgenommene Ähnlichkeit fördert die Sympathie, dadurch kommen sympathische Menschen auch oft besser bei der Einschätzung weg als unsympathische.

Selbstbild

Auch das Bild, das man von sich selbst hat, spielt eine Rolle. Hält man sich für sehr einfallsreich, so wird man auch dem anderen, den man für sympathisch erachtet, eher überdurchschnittlichen Einfallsreichtum zuschreiben.

Halo-Effekt und Hof-Effekt

Wenn man andere Personen nach mehreren Eigenschaften einschätzt, wird diese Beurteilung gewöhnlich von einem allgemeinen guten Eindruck beeinflusst. Legt man z. B. Wert auf gutes Benehmen und stellt fest, dass jemand höflich ist, so ist man eher geneigt, ihn ebenso als freundlich,

aufrichtig und intelligent zu beurteilen. Besonders heraus-
ragende Eigenschaften, Leistungen oder Verhaltensweisen strahlen sozusagen auf andere Merkmale aus (gr.
hàlos = Lichthof) und verfälschen die Einschätzung.

Horn-Effekt

Das Schließen von einer negativen Eigenschaft auf andere
negative Eigenschaften nennt man Horn-Effekt.

- **Stereotype („Bilder in unseren Köpfen")**

Das sind feste Überzeugungen von Eigenschaften oder
Verhaltensweisen über die Merkmale der Mitglieder einer
bestimmten sozialen Gruppe (z. B. Frauen, Männer, Aus-
länder, Rentner, Menschen dunkler Hautfarbe, Studenten
etc.). Diese können sowohl positiv als auch negativ sein.
Eine Stereotypisierung vereinfacht und verallgemeinert
und ist eine klischeehafte Vorstellung, z. B. alle Deutschen
sind pünktlich, Brasilianer sind gute Tänzer, Frauen
interessieren sich nicht für Technik, Männer lieben
Fußball, Chinesen sind fleißig etc. Dieses „Schub-
ladendenken" erleichtert die Wahrnehmung, jedoch
kommen oft negative Bewertungen dazu, die nicht überprüft bzw. einfach so von anderen Menschen (Familie,
Peer-Group, Arbeitskollegen, Freunden, Medien) übernommen werden. So entstehen sehr schnell **Vorurteile**
und eine soziale Diskriminierung gegenüber einzelnen
Menschen und Gruppen (Geschlecht, Ethnizität, Hautfarbe, Gewicht, Alter, Religion etc.). Da Vorurteile
mit Emotionen (z. B. Angst, Unsicherheit gegenüber
Fremden) verbunden sind, sind sie im Urteil stärker als
Stereotype. Auch Vorannahmen in den Köpfen, wie „Was
fremd ist, ist gefährlich" leisten ihren Beitrag.

Unser Alltag ist voll von Vorurteilen, kein Mensch ist frei davon. Sie prägen unseren Umgang mit anderen Menschen und beeinflussen unser Verhalten, ohne das wir es merken. Hinzu kommt, dass Menschen dazu neigen den Fokus auf Unterschiede und Probleme zu legen.

Kontakt vermindert Fremdheit und Ängste. Je vertrauter uns Menschen aus anderen Kulturen sind, desto weniger haben Vorurteile und Diskriminierung eine Chance. Wenn ich weiß, dass das Verhalten einer Person etwas kulturtypisches ist, das sie von Kindheit an gelernt hat, werde ich es nicht der Person zuschreiben, sondern der Kultur (fehlender Blickkontakt, Unpünktlichkeit, geringerer Körperabstand zum Gegenüber, sehr lautes Sprechen etc.). Dann werde ich der Person nicht sofort Respektlosigkeit oder schlechtes Benehmen unterstellen. Auch die Erfahrung sich selbst als Fremder im Ausland gefühlt zu haben oder die Sprache des Landes nicht zu beherrschen, verändern den eigenen Wahrnehmungshorizont. Oft fällt uns auch erst in anderen Ländern auf, wie sehr unsere eigene Kultur unser Denken und Handeln prägt und welchen starken Einfluss sie darauf hat, wie wir eine Situation wahrnehmen und uns verhalten.

Ähnlichkeitseffekt

Man findet solche Menschen sympathisch, die einem selbst ähnlich sind (gleicher Werdegang, Hobbys etc.). Man mag Menschen mit ähnlichen Einstellungen, sie erhalten einen Sympathiebonus. Besonders in Bewerbungsgesprächen überschattet dieser Effekt oft das komplette Interview (»…hat auch wie ich die Ausbildung an der Uniklinik in Göttingen absolviert, war auch in der Unfallambulanz tätig, trägt die gleiche Uhr wie ich…«).

Wenn wir jemanden mögen, nehmen wir bevorzugt positive Verhaltensweisen wahr.

Logischer Fehler

Hier nimmt der Wahrnehmende an, dass bestimmte Eigenschaften immer gemeinsam auftreten. Typische Beispiele hierfür sind: wer höflich ist, ist auch klug; wer freundlich ist, ist auch ehrlich; wer stark ist, ist auch aktiv; wer fröhlich ist, ist auch hilfsbereit usw.

Kontrasteffekt

Eine durchschnittliche Pflegeschülerin wird sehr viel positiver beurteilt, wenn sie mit einer schwachen Teamkollegin zusammen arbeitet.

Körperliche Attraktivität

Warum bevorzugen wir Schönheit? Ein Grund dafür liegt darin, dass wir die stereotype Vorstellung haben, Schönes sei auch gut. Daher erscheinen uns schöne Menschen auch als intelligenter, erfolgreicher, freundlicher und glücklicher als andere, selbst wenn es für diese Einschätzungen keine objektive Grundlage gibt.

Stufen Sie ein Teammitglied als unsympathisch ein, sollten Sie sich zunächst Klarheit über Ihre eigene Einstufung verschaffen: »*Warum finde ich Sebastian Kurz unsympathisch?*«. Diese Reflexion ermöglicht es, die Wahrnehmung und das Verhalten gegenüber dieser Person positiv zu verändern. Ein Abgleich mit Ihrem Bild oder die Prüfung, wo das negativ wahrgenommene auch nützlich sein kann, versetzt Sie in die Lage, diese Situation exzellent zu meistern. Hilfreich für eine gute Teamarbeit ist, dass die einzelnen Mitglieder automatisch die eigenen Gedanken und das eigene Verhalten reflektieren. So tragen alle zu einem positiven Gesamten bei.

Praxistipp

Plus-Minus-Übung: Bitte notieren Sie sich jeweils ihre Annahmen über einen Kollegen, Vorgesetzten oder Mitarbeiter. Differenzieren Sie bitte in positive und negative Annahmen. Sollten Sie negative Annahmen haben, suchen Sie eine positive Annahme dazu oder finden Sie eine Situation, wo diese negative Annahme nützlich und förderlich ist.

4.2   Sprache im Team

> Die Sprache ist die Kleidung der Gedanken. (S. Johnson)

Voraussetzung für erfolgreiche Teamarbeit ist die Sprache, das bedeutet Klarheit in dem Gesprochenen (Inhalt), der Stimme (Tonalität) und in der Körpersprache.

Beispiel
Idrissa kommt aus Ghana und hat heute seinen ersten Arbeitstag auf der chirurgischen Station. Die Stationsleitung begrüßt ihn mit den Worten „Guten Morgen, da bringen sie ja etwas Farbe in unser Team". Indrissa ist peinlich berührt, keiner von den anderen Kollegen sagt etwas und die Übergabe beginnt. Später spricht er mit seiner Kollegin Meryem aus der Türkei darüber. Meryem: „Ich weiß genau, wie du dich gefühlt hast. Nie im Leben würde die Stationsleitung zu einem neuen Kollegen mit heller Hautfarbe so etwas sagen"

Dieses Beispiel macht deutlich, wie Sprache wirkt, auch, wenn es im obigen Beispiel vielleicht „locker" oder „nett" gemeint sein sollte. In Sprache steckt Macht, Menschen zu verletzen oder zu beleidigen. Sagen sie immer genau, was sie ausdrücken möchten, wie beispielsweise „Ich freue mich, dass Sie ab heute in unserem Team arbeiten, herzlich Willkommen"

Kommunizieren sie als Leitung und Teammitglied immer positiv und wertschätzend.

Die Sprache ist der individuelle Ausdruck des Sprechers und wird vom Hörer subjektiv wahrgenommen. Dies hat zur Folge, dass es sich auf beiden Seiten, »Sender« und »Empfänger«, um einen interpretationsfähigen Informationsaustausch handelt. Mit unserer Sprache drücken wir nicht nur Gedanken, sondern auch Gefühle aus. Beim Sprechen codieren und verknüpfen wir unsere Erfahrungen, Annahmen und Überzeugungen, die wir dann mit anderen Personen austauschen. Dazu gehören nicht nur das gesprochene Wort, sondern auch die Stimme und die Körpersprache.

Die Kommunikation findet auf zwei Wegen statt (Top im Job: Wie bitte?). Die **verbale Kommunikation** beinhaltet die Sprache und den Inhalt. Zur **nonverbalen Kommunikation** gehören Mimik (Gesichtsausdruck), Blickkontakt, Gestik (Körperhaltung, Körperbewegung), Stimme, Tonalität, räumlicher Abstand zu anderen Menschen (hier bestehen starke kulturelle Unterschiede), körperliche Berührung und das Aussehen (Frisur, Kleidung etc.) (Günther 2003).

... Entschuldigung, ich möchte ...

Am Schluss der Dienstbesprechung auf der chirurgischen Station meldet sich Frau Schneider zu Wort. Sie senkt den Blick zu Boden und sagt mit leiser Stimme: »*Entschuldigung, ich möchte nur noch eine Frage stellen: Haben wir eigentlich noch genügend Drainagebeutel?*« Sie sitzt ganz nah am Besprechungstisch und während des Sprechens hält sie die Arme unter dem Tisch verschränkt. Die Körperhaltung erscheint dadurch eingefallen. Keines der anderen Teammitglieder antwortet bzw. nimmt Frau Schneider wahr. Frau Schneider fühlt sich, wie so oft, nicht beachtet und verlässt am Ende frustriert die Besprechung.

Betrachten wir dieses Beispiel:

- **Verbale Kommunikation**
  Die Frage von Frau Schneider war mit vielen unnötigen Abschwächungen gekoppelt. Zuerst die Entschuldigung und die Konjunktivformulierung »Ich möchte«, statt »Ich habe noch eine Frage«.
- **Nonverbale Kommunikation**
  Der mangelnde Blickkontakt und die fade Stimme schwächen die Aussage zusätzlich ab. Die Zurückhaltung wird nicht nur durch die »zurückgenommene«, drucklose Stimme, sondern auch durch die fehlende Gestik und die eingefallene Körperhaltung abgeschwächt.

Menschen sind sich oft nicht darüber bewusst, dass Aussagen nur deshalb nicht überzeugen oder falsch verstanden werden, weil sie abgeschwächt wurden und die Wirkung des nonverbalen Verhaltens (z. B. fehlender Blickkontakt, zu Boden schauen), der Stimme oder der Formulierung den Überzeugungsprozess enorm beeinflusst.

Achten sie als Leitung auf die Stimmigkeit von verbalen und nonverbalen Äußerungen ihrer Mitarbeiter und auch bei sich selbst. Sagt ein Mitarbeiter „ja, ok" und schüttelt den Kopf oder dreht sich weg? Wurden ihre Anweisungen verstanden (fragender Blick, Stirnrunzeln, einen Schritt zurück gehen)? Achten Sie auch darauf, welche Gefühle Sie bei ihrem Gegenüber ausgelöst (wendet den Blick ab, Gesichtsrötung, Tränen in den Augen) haben.

Sprechen Sie Unstimmigkeiten an („Ich sehe Ihnen an, dass Sie sich bei der Übernahme dieser Rolle nicht wohl fühlen, welche Bedenken haben Sie?"). Oftmals brauchen Mitarbeiter einen kleinen Anstoß, um sich zu äußern.

Kommunikationshygiene
Was passiert, wenn die verbale und nonverbale Kommunikation inkongruent sind und den Gesprächspartner verunsichern, wird im folgenden Beispiel deutlich.

Beispiel
Lisa Böckl (Schülerin auf der Inneren Station) soll im Beisein einer anderen Kollegin erklären, was bei der Übergabe zum Nachtdienst zu beachten ist. Sie antwortet: „Die Krankheitsbilder aller Patienten, die Untersuchungen und Eingriffe des Tages und das aktuelle Befinden der Patienten, die ärztlichen Anordnungen für die Nacht, wie z. B. die Vitalzeichen kontrollieren, Medikamente und Infusionen verabreichen… Während Lisa Böckl spricht, runzelt die Stationsleitung die Stirn und kneift die Augen zusammen. Das verunsichert die Schülerin und sie fragt, ob sie weitermachen soll. Die Leitung antwortet: „Ja, natürlich!". Lisa Böckl fährt leise fort: … und über geplante Untersuchungen und Eingriffe am nächsten Tag informieren". Die Stationsleitung antwortet: „Gut gemacht, weiter so!"

Die Inkongruenz von verbalen und nonverbalen Äußerungen verunsichert allgemein sehr stark und besonders Personen, die noch in der Ausbildung sind. Bei der Schülerin bleibt der Eindruck, dass sie gar nicht so genau weiß, woran sie ist. In einer solchen Situation kann Feedback helfen, vielleicht ist sich die Stationsleitung gar nicht bewusst darüber, wie sie mit ihrer Mimik die Schülerin verunsichert hat. Es ist relativ unwahrscheinlich, dass die Schülerin dieses Feedback gibt. Hilfreich wäre hier ein Feedback von der Kollegin, die auch mit im Zimmer war.

Rosenbusch (2004) spricht hier von Kommunikationshygiene. „Kommunikationshygiene ist das Bemühen um Kommunikation ohne vermeidbare Unverständlichkeiten, Verzerrungen und Störungen. Der eine drückt aus, was er will, und der andere versteht, was er meint."

Generell ist es wichtig, für Teammitglieder und Führungskräfte, einen Gleichklang zwischen ihrer Körpersprache und ihren verbalen Äußerungen herzustellen. Beobachten Sie Ihre eigene Körpersprache und passen Sie sie ggf. an. Sieht man Ihnen sofort an, wenn Sie frustriert oder gelangweilt sind, sprechen Sie schneller und lauter, wenn Sie verärgert sind? Reflektieren Sie welche Gesten in welcher Situation für Sie typisch sind.

> Kommunikation ist mehr als die Übermittlung von Worten.

Wir kommunizieren auf drei Kanälen (Mehrabian 1967): Unsere Kommunikation besteht aus 55 % Körpersprache, 38 % Stimme und 7 % Inhalt. Wenn wir eine Übereinstimmung aller drei Kanäle feststellen, so glauben wir dem Sprecher (Abb. 4.1; Mehrabian 1967).

Das Gesamtpaket wird vom Empfänger ausgewertet und interpretiert. Authentizität, Ironie, Unsicherheit, Glaubwürdigkeit, Selbstsicherheit usw. wird aus dem Gesamten abgeleitet. Je mehr Kongruenz (Übereinstimmung) zwischen Körpersprache, Tonalität und Inhalt besteht, desto weniger wird das Gesagte der Eigeninterpretation des Hörers (Empfängers) überlassen und die

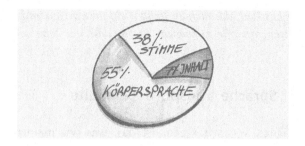

Abb. 4.1 Kommunikation. 55 % Körpersprache, 38 % Stimme, 7 % Worte

Wahrscheinlichkeit, dass der Hörer die Absicht des Absenders erkennt, nimmt zu.

Welchen Einfluss unsere Wahrnehmung und unsere Gefühle darauf haben, wenn wir im Nachhinein eine Situation beschreiben, wird in dem folgenden Beispiel deutlich.

… Sprechen sie von der gleichen Veranstaltung? …

Pflegerin Sandra Schwarz hat bei der gestrigen Dienstbesprechung gefehlt. Die Kollegen Thorsten Sieb und Maren Keller berichten unabhängig voneinander von dieser Besprechung.

Pfleger Thorsten Sieb: »*Auf der gestrigen Dienstbesprechung war richtig dicke Luft. Anita hat uns wieder Anweisungen vorgestammelt, an die sie selbst nicht glaubt und Robert hat in seiner unnachahmlichen Art einen ironischen Kommentar nach dem anderen abgegeben. Anita stand völlig unglaubwürdig da und das Ergebnis lässt auch zu wünschen übrig.*«.

Pflegerin Maren Keller: »*Gestern wurde endlich mal konkret über die offenen Punkte der letzten Dienstbesprechung diskutiert. Robert und Anita haben sich natürlich wieder etwas »gekabbelt«, aber das kennen wir bei den*

beiden ja schon, das meinen sie ja nicht böse. Mit dem Ergeb-
nis waren fast alle zufrieden, schön, dass wir jetzt so weit
sind.«.

4.2.1 Sprache transportiert Inhalte

Nicht alles, was wir sagen, ist das, was wir meinen. In unseren Gedanken sind viel mehr Informationen als wir tatsächlich in Worte übersetzen. Der Satz »*Kannst Du das bitte ins Labor bringen?*« enthält zwar eine Frage, die jedoch auch als eine Anweisung gedacht sein kann. Weder über die Zeit noch über die Wichtigkeit wird eine Aussage gemacht. Der Hörer könnte auf diesen Satz mit »Ja« antworten und nichts weiter tun, schließlich ist er grundsätzlich in der Lage die Proben zum Labor zu bringen oder aber sofort loslaufen, da er den Satz als dringliche Aufforderung verstanden hat.

In unserem Unterbewusstsein sind eine Vielzahl von Annahmen, Wünschen und Wahrnehmungen, die wir, wenn wir sie äußern, nur in gekürzter Version wiedergeben. Deshalb reduzieren (digitalisieren) Worte die Information und jeder Mensch interpretiert die Worte anders. Den Begriff »**Digitalisierung**« nutzte Paul Watzlawick, um dieses Phänomen zu verdeutlichen (Watzlawick et al. 1969). Das Gesagte ist immer nur die bestmögliche Annäherung an das Gemeinte. Es ist eine »Digitalisierung«, der Versuch, etwas Komplexes mit einfachen Zeichen (Worten) zu übermitteln.

Im ersten Moment denken wir zu wissen, was der andere meint, z. B.: »*Bei uns steht die gute Zusammenarbeit im Vordergrund.*«. Was gute Zusammenarbeit bedeutet wird hier nicht weiter erläutert und jeder versteht etwas anderes darunter. Die eine Person interpretiert: »*Jeder hilft jedem.*«, die zweite Person denkt: »*Wie muss ich mich denn da verhalten?*« und die dritte überlegt: »*Mit wem denn?*«.

Über Verallgemeinerungen werden Wahrheiten kreiert, die über den aktuellen Gegenstand hinausgehen und dazu führen sollen, nicht mehr hinterfragt zu werden. Dabei wird die Subjektivität der Wahrnehmung ausgeblendet: *»Alle auf Station machen das so.«, »Jeder macht immer diesen Handgriff zuerst.«.*

Allein durch die Wortwahl werden Rückschlüsse auf die Ernsthaftigkeit der Aussage getroffen. Wenn Ziele nur »vielleicht« und »eigentlich« erreicht werden »sollten«, dann ist eine sehr starke Unverbindlichkeit erkennbar, welche der Hörer mindestens unterbewusst wahrnimmt. Arbeitsanweisungen, die derartige »Weichmacher« enthalten, werden oft nicht vollständig oder nur unzureichend umgesetzt. »Weichmacher« weichen die Aussage auf.

Eine weitere Variante ist der versteckte Widerspruch. Häufig werden Fragen beantwortet mit dem klassischen *»Ja, aber …«* Die zuerst positive Antwort wird dann nachträglich ins Gegenteil verkehrt: *»Mir geht es gut, aber…«, »Ich will dir ja nicht wehtun, aber …«, »Das ist richtig, aber …«.*

Mit einem „aber …" setzt man seiner Aussage sofort etwas dagegen, d. h. man behindert sich selbst. Es gibt zwei Möglichkeiten, die „Aber-Gewohnheit" abzulegen.

Melissa Schneider: „Diese Aufgabe möchte ich ja gerne übernehmen, aber …"

- Setzen Sie gedanklich einen Punkt. Verzichten Sie auf „Aber-Nachsätze" und sprechen Sie dann den Satz aus. Melissa Schneider: „Diese Aufgabe möchte ich gerne übernehmen".

- Ersetzen Sie „aber" durch „und". Melissa Schneider: „Diese Aufgabe möchte ich gerne übernehmen und ich werde mir die dafür erforderlichen Kenntnisse aneignen".

Auch Teambesprechungen und Gespräche werden lebendiger und positiver, wenn „Ja und" anstelle von „aber" verwendet wird.

Verbindliche Vereinbarungen

Mitunter versuchen Teammitglieder mit Äußerungen wie „ja, ja", „mal sehen", jede Verbindlichkeit zu umgehen und im Endeffekt kümmert sich niemand um die Sache.

Mit „ja, aber" oder „nein, außer" wird eine Bedingung genannt, als Schutz vor einer kompletten Übernahme der Verantwortung. Auch hier bleibt es unverbindlich.

Die einzige verbindliche Zusage ist „Ja" oft in Kombination mit einem Termin. „Ja, ich übernehme die Aufgabe und bin pünktlich am Freitag damit fertig"

Achten sie auf Klarheit und Verbindlichkeit in der Kommunikation untereinander in ihrem Team und besonders als Leitung. Je verbindlicher Vereinbarungen getroffen werden, desto besser läuft es im Team.

Fazit

Durch Klarheit Ihrer Wünsche und Absichten sind Sie jederzeit in der Lage, eindeutig und verbindlich auf allen Ebenen zu kommunizieren.

Je unklarer Sie sind und je mehr Sie offen lassen, desto mehr wird von anderen Personen in Ihre Aussagen hinein interpretiert. Sagen Sie konkret was Sie wollen und wohin es gehen soll: »*Ich schlage vor, dass …*«, »*Ich möchte, dass ab sofort …*«. Ein verbindliches und zuverlässiges Verhalten erleichtert die Zusammenarbeit und wird geschätzt.

4.2.2 Kommunikationsmodell

Die Grundlage des Kommunikationsmodells von Schulz von Thun (1981) ist, dass eine Aussage gleichzeitig 4 Aspekte enthält:

- Selbstmitteilung,
- Beziehung,
- Sache,
- Appell.

Der **Selbstmitteilungsaspekt** (Ich-Seite, Persönlichkeit, Inneres, Charakter) drückt etwas über den Sprechenden aus.

Der **Beziehungsaspekt** (Du-Seite, Rollen, Klima, Kontakt) charakterisiert die Beziehung, in der beide Gesprächspartner zueinander stehen.

Der **Sachaspekt** (Inhalt, Sache, Fakten, Thema, Problem) beschreibt einen Sachverhalt, über den der Gesprächspartner informiert wird.

Der **Appellaspekt** (Handlungsaufforderung, Sollen) soll den Zuhörer in eine bestimmte Richtung bewegen.

... Du Fred, der Tropf ist durch! ...
Zwei Kollegen kommunizieren miteinander quer über den Flur:

Pflegefachkraft Mike Schultz sagt zu seinem Kollegen Fred Meier: »*Du Fred, der Tropf ist durch!*«.

- Selbstmitteilungsaspekt: »Mir fällt alles sofort auf.«, »Ich bin genau.«.
- Beziehungsaspekt: »Siehst du das nicht selbst.« oder »Das musst du doch sehen.«.
- Sachaspekt: »Das Mittel in der Flasche ist leer.«.
- Appellaspekt: »Bitte hänge eine neue Infusion an!«.

Wichtig ist aber: Fred Meier entscheidet selbst, wie er die Nachricht interpretiert.

Der Sender kann darauf keinen direkten Einfluss nehmen. Was der Empfänger aufnimmt, hängt stark von seiner inneren Haltung und der Beziehung zu seinem Kollegen ab. Missverständnisse beruhen oft darauf, dass der Zuhörer auf einen ganz bestimmten Aspekt achtet und dabei den, den der Sender »eigentlich« meint, überhört. Selbst, wenn der Sprecher denkt, er habe sich »deutlich ausgedrückt«, ist es nicht selbstverständlich, dass der Zuhörer dies auch so wahrnimmt.

Übung

Achten Sie doch einmal darauf, welches ihr „Lieblingsohr" ist?

Verändert sich ihr „Lieblingsohr", wenn Sie unter Stress stehen?

Kleiner Tipp: Ganz selten ist es das Sachohr.

Im folgenden Beispiel kommuniziert eine Ärztin mit einer Pflegeschülerin im ersten Ausbildungsjahr, die seit einer Woche auf der internistischen Station ist. Die Ärztin berichtet von einem Patienten.

… Was will sie mir damit sagen …

Der Patient stellte sich in einem reduzierten AZ und grenzwertig normalen EZ mit bestehender Belastungsdyspnoe vor. Er berichtete über Dysphasie, zunehmende Übelkeit und zeitweise Emesis. Die Kommunikation mit dem Patienten gestaltet sich wegen einer beginnenden Demenz als etwas schwierig.

Bestimmte medizinische Fachtermini können bei Pflegekräften und insbesondere Pflegeschülern nicht vorausgesetzt werden. Aufgrund der stark ausgeprägten hierarchischen Krankenhausstruktur besteht oft eine zu hohe Hemmschwelle nachzufragen und so Wissenslücken zu offenbaren. Daraus resultierend können häufig relevante Informationen verloren gehen.

Die Kommunikation spielt gerade im beruflichen Alltag von Pflegenden eine wichtige Rolle. Die Qualität der Kommunikation beeinflusst in hohem Maße den Beziehungsprozess zu Patienten, Klinikmitarbeitern und Ärzten (Arnold und Blocks 1999). Kommunikative Kompetenzen sind wichtig, um eine gute Pflege bereitstellen zu können (Darmann 2000). Störungen in der Kommunikation und Interaktion wirken sich daher negativ und belastend auf die Pflege und die Arbeit im Team aus.

Als zusätzlicher Aspekt kommt hinzu, dass neue Mitarbeiter insbesondere in hochspezialisierten Bereichen, wie z. B. im OP, sowohl den Kommunikationsstil der eigenen Berufsgruppe (Gynäkologie, Chirurgie, Anästhesie, HNO etc.) als auch die gegenseitigen Vorurteile übernehmen, um schnell zur Gruppe dazuzugehören. Daraus resultiert eine Konformität und Dauerhaftigkeit der Kommunikationsstile und gegenseitigen Vorurteile. Diese beiden Faktoren erschweren bereits im Routinebetrieb die Zusammenarbeit (Pettinari 1988).

4.2.3 Kommunikationsstile

Wir drücken unsere innersten Gefühle über Kommunikation und Körpersprache, gewollt oder ungewollt, aus. In der Interaktion mit Kollegen und Vorgesetzten hat dies einen nicht unerheblichen Einfluss. Unbewusst werden mit jedem Kommunikationsstil bestimmte Absichten verfolgt, z. B. steuern, lenken, einen guten Eindruck machen usw.

Nach Schulz von Thun (1989) gibt es 8 Kommunikationsstile, die einen Einfluss auf die Persönlichkeitsentwicklung haben.

Der selbstlose Stil

... Ich tue alles für euch ...

Dr. Andrea Schlüter ist eine sehr liebe Kollegin, die alles für ihre Kolleginnen und Kollegen gibt. Von ihr hört man oft Aussagen wie: *»Ich übernehme gerne diesen Wochenenddienst für dich.«*, *»Das macht mir nichts, wenn ich noch eine Stunde länger bleibe, auf mich wartet zuhause sowieso niemand.«*, *»Ich kann auch einen Bus später nehmen, kein Problem.«*, *»Ich hoffe, es ist so recht, ich kann es auch morgen gern noch einmal überarbeiten.«*.

Durch ihre Art zu kommunizieren nimmt Andrea Schlüter eine unterwürfige Stellung ein: *»Ich selbst bin unwichtig, nur im Einsatz für dich und für andere kann ich zu etwas nütze sein.«*.

Der selbstlose Stil ist gekennzeichnet durch eine stetige Suche nach Anerkennung durch Selbstentwertung, die das Selbstwertgefühl befriedigen soll. Um nicht unangenehm aufzufallen, vermeidet der Selbstlose jegliche Art von Konflikt und nimmt Belastungen auf sich. Dieses servile, aufopfernde Verhalten bewirkt, dass sich sein Gegenüber ihm verpflichtet fühlt.

Der bedürftig-abhängige Stil

Die von diesem Stil geprägten Personen haben das Bedürfnis, sich an jemanden anzulehnen, der Schutz und Geborgenheit vermittelt und hilfreich zur Seite steht. Solche Menschen geben sich hilflos und unsicher. Beim

»Kommunikationsempfänger« entsteht so das Gefühl, er müsse sich für den »Bedürftig-abhängigen« einsetzen.

… Ich kann das nicht allein …
Sabine Zacher (Altenpflegerin): »*Kannst du bitte noch einmal schauen, ob ich alles richtig gemacht habe, der Patient ist doch immer so schwierig.*«, »*Ich bin mir nicht ganz sicher, ob ich das schon alleine kann, kommst du bitte noch einmal mit ins Zimmer?*«.

Der helfende Stil

Den helfenden Stil weisen Personen auf, die immer ein offenes Ohr für die Probleme anderer haben und die eigenen Probleme zu vergessen scheinen.

Eine gewisse Verwandtschaft besteht zwischen dem helfenden und dem selbstlosen Stil, denn auch bei diesem (Der selbstlose Stil) besteht das Grundmuster darin, für andere da zu sein, sich in ihren Dienst zu stellen. Der Unterschied besteht darin, dass der Selbstlose eine unterwürfige Stellung einnimmt und somit auch ein Zeichen von Schwäche ausdrückt. Dies ist beim helfenden Stil nicht der Fall.

Diese Personen reagieren auch sehr schnell auf indirekte Formulierungen, wie: »Hier müsste mal jemand die Pflegeschränke auffüllen.« Sie fühlen sich sofort angesprochen, weil sie den Satz auf sich beziehen.

Der aggressiv-entwertende Stil

Der »Aggressiv-Entwertende« behandelt sein Gegenüber von oben herab und sucht nach dessen Fehlern und Schwächen. Schulz von Thun vergleicht diesen Charakter mit dem Typ des sog. Radfahrers (Schulz von Thun 1989).

Gemeint ist eine Person, die nach oben hin »buckelt« und nach unten hin tritt. Dieses Verhalten soll die aus eigener Erfahrung resultierenden Kränkungen des Selbstwertgefühls ausgleichen.

... Nach oben buckeln, nach unten treten ...

Antonia Matthes (Gesundheits- und Krankenpflegerin): »Unsere Stationsleitung/Stationsdrachen macht die jungen Ärzte richtig fertig. Das äußert sich in Aussagen, wie: *Sie sollten lieber etwas anderes studieren! ... Immer muss ich Ihnen hinterherlaufen! ... Sie können auch gar nichts! ... Versager!* usw. Neue Teammitglieder und Schüler werden kaum beachtet und bei kleinsten Fehlern vorgeführt und angeschrien: Sie haben hier nichts zu melden, nur zuzuhören. Ich arbeite hier schon länger als Sie und weiß, das alles was ich mache, richtig ist! Und wenn der Chefarzt kommt steht sie stramm«.

Der sich beweisende Stil

Die Sorge um das eigene Selbstwertgefühl steht hier im Vordergrund. Viel Mühe wird unternommen, um sich in den schönsten Farben darzustellen, um ja keinen schlechten Eindruck zu machen. Ein ungemein großer Druck lastet auf den Schultern des sich Beweisenden, der nach außen bemüht ist, immer eine perfekte Erscheinung abzugeben.

Der bestimmende-kontrollierende Stil

Kontrolle ist hier das Leitmotiv. Nur ja nicht von spontanen Ideen überrascht werden. Der »Bestimmende-kontrollierende« will am liebsten, dass alles so ist, wie er es sich vorstellt. Seine Prinzipien stehen an erster Stelle und sollten nicht von anderen in Frage gestellt werden. Nur seine Meinungen und Handlungsweisen gelten. Dieses Verhaltensmuster erinnert sehr an den aggressiv-entwertenden Stil. Selbstdisziplin ist gefragt.

Der sich distanzierende Stil

Dieser Kommunikationsstil trifft auf Personen mit extremer Kontaktscheue zu. Es handelt sich hierbei gewöhnlich um Menschen, die es als unangenehm empfinden, sich körperlich und geistig in Abhängigkeit zu begeben, ohne den beruhigenden Sicherheitsabstand zu halten. Ihr Gegenüber gewinnt schnell den Eindruck, abweisend behandelt und nicht gemocht zu werden. Die sachliche Ebene der Beziehung ist intensiver ausgeprägt als die persönliche. In der Kommunikation äußert sich dieses Verhalten besonders durch den mangelnden Gebrauch des Wortes »Ich«. Wie bei fast allen Stilen hat der Betroffene einen Schutzschild aufgebaut, um seine inneren Gefühle nicht zu verletzen.

Der mitteilungsfreudig dramatisierende Stil

Ein aufmerksames Publikum ist für den »Mitteilungsfreudig-dramatisierenden« das Wichtigste. Er liebt es, seine Gefühle in besonderer Dramatik offen auszubreiten, um seine Zuhörer zu faszinieren. Der Gesprächspartner wird für diese Zwecke ausgenutzt, da es hier nicht wichtig ist, mit wem man sich unterhält, sondern dass man überhaupt die Gelegenheit hat, sich zu präsentieren und mitzuteilen.

... Präsentation ist alles ...

Jaqueline Huber (Altenpflegerin): »*Ich muss Euch unbedingt etwas erzählen – das glaubt Ihr nicht, Frau Schwarz auf Zimmer 32 war ja wieder unmöglich, aber da habe ich natürlich ... Herrn Gartner aus der Verwaltung habe ich das auch gleich erzählt.*« Es wird jede Gelegenheit genutzt, um ins Bild zu springen.

Jeder Mitarbeiter ist besonders, deshalb ist es gut, diese verschiedenen Kommunikationsstile zu kennen und entsprechend zu reagieren.

4.2.4 Stimme

> Im rechten Ton kann man alles sagen, im falschen nichts.
> (J.B. Shaw)

Menschen schließen aus der Art der Stimme auf die Emotion des Sprechers (Scherer und Walbott 1979). Selbst am Telefon, wenn man den Gesprächspartner nicht sieht, hört man an der Stimme, in welcher Stimmung der andere ist. Daher lautet der erste Merksatz beim Telefontraining: »*Lächeln Sie immer, wenn Sie einen Kunden anrufen, dann klingt ihre Stimme sympathischer.*«.

Auch hier hat der erste Eindruck eine enorme Wirkung. Unbewusst werden folgende Eigenschaften mit einer fremden Stimme assoziiert: angenehm, sympathisch, lustlos, gestresst, arrogant oder unsympathisch. Intuitiv wird eine Person als freundlich und hilfsbereit oder als unmotiviert und ablehnend empfunden. Es werden sofort auf der Beziehungsebene Schlüsse gezogen und so kommt es dazu, dass eine Person z. B. sagt: „Er klang so gelangweilt, da bestelle ich lieber bei einer anderen Firma", „Sie hat sich überhaupt nicht für mich interessiert", „ich kam mir vor, wie eine Nummer, da rufe ich lieber in einer anderen Klinik an".

Je nachdem, ob die Stimme angenehm auf uns wirkt oder nicht („der Ton macht die Musik"), stufen wir die Sache ein. Verbale und nonverbale Elemente stehen beim Sprechen in einer Wechselwirkung. Auch wenn beim Telefonieren die Körpersprache für die andere Person nicht sichtbar ist, hat sie doch einen erheblichen Einfluss. Je lebendiger die Gestik und Mimik sind, desto dynamischer und ausdrucksstärker ist die Stimme. Am Telefon haben Sie immer eine repräsentative Funktion, denn für die Patienten sind Sie oft die erste Kontaktperson.

... Die Stimme macht's ...

Physiotherapeut Simon Reinke murmelt mit leiser und vorsichtiger Stimme, welcher Arbeitsablauf geändert werden soll. Reaktion der Kollegen: »*Der steht doch nicht hinter dem, was er sagt.*«.

Stationsleitung Laura Schulenberg erklärt mit klarer, deutlicher und freundlicher Stimme, wer heute welche zusätzlichen Aufgaben übernehmen muss, da eine Kollegin krank geworden ist. Reaktion der Kollegen: »*Da brauchen wir gar nicht mit ihr zu diskutieren.*«.

Nach Stolze ist die Stimme viel mehr als akustisch realisierter Text. Nonverbale Informationen werden durch den Rhythmus, die Melodie und den Klang der Stimme gebildet und geben dadurch das Wollen, das Denken und das Fühlen des Sprechenden bekannt (Stolze 2007).

Achten Sie bewusst auf Ihre Stimme. Wenn Sie gestresst sind oder sich über etwas geärgert haben hat das eine Auswirkung auf Ihre Stimme (zittrig, leise, fahrig, dumpf, aufgeregt, laut, aggressiv). Stimme und Stimmung wirken unmittelbar aufeinander.

Aggressive Menschen sprechen meist sehr laut und oft neigt der Gesprächspartner dazu, sich im Tonfall und in der Lautstärke anzupassen, weil er sonst das Gefühl hat »unterlegen« zu sein. Je nach Situation, kann es sinnvoll sein, bewusst leise zu sprechen. Da ihr Gesprächspartner etwas anderes erwartet, kann dieses ungewohnte Verhalten, diese unerwartete Reaktion dazu führen, dass der aufgeregte Gesprächspartner aus dem Streitgespräch aussteigt und so eine konstruktive Wendung herbeigeführt wird. Haben Sie es in einer Diskussionsrunde mit aggressiven, unangenehmen Diskussionspartnern zu tun, hören Sie sich den Einwand an (oft ist das Ziel nur Provokation) und geben dann den Einwand an die anderen Teilnehmer weiter: Sehen die anderen das auch so? oder Sie begegnen dem Einwand mit: *»Das lassen wir einmal unkommentiert stehen.«*. Wichtig ist, dass Sie flexibel sind und sich nicht von einer einzigen Person vorführen lassen. Bleiben Sie ruhig und sachlich.

4.2.5 Körpersprache

> Was jemand denkt, merkt man weniger an seinen Ansichten als an seinem Verhalten. (I. B. Singer)

Das Meiste drücken wir mit der Sprache unseres Körpers aus (Mehrabian 1967). Sie ist die älteste Sprache der Welt. Wir kommunizieren auf einem Kanal, der lautlos ist und nur über die visuelle Wahrnehmung verstanden werden kann. Daher ist die Art und Weise wie wir kommunizieren ausschlaggebend und weniger das, was wir kommunizieren. Unsere Körpersprache bestimmt, wie wir bei dem anderen ankommen (Abb. 4.2).

Die Informationsmenge, die nonverbal übertragen wird (Körpersprache und Tonalität) ist erheblich größer als der

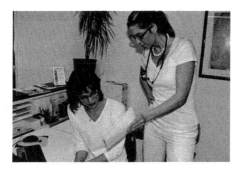

Abb. 4.2 Autoritäre Körpersprache

Inhalt (De Paulo und Friedmann 1998). Alle Gedanken und Emotionen sind untrennbar mit dem Körper als Ausdrucksmittel verbunden. Wir kommunizieren mit unserer Körpersprache wichtige Informationen über unsere innere Haltung und Einstellung. Oft zeigt sich eine Diskrepanz zwischen der gesprochenen Sprache und den körpersprachlichen Signalen, z. B. den Kopf schütteln und »Ja« sagen. Auch ein inhaltlich noch so guter Vortrag wirkt lasch und farblos, wenn der Redner unsicher ist und seine Worte leise in Richtung Boden murmelt. Umgekehrt erhöht sich die Authentizität einer Person, wenn alle Signale die gleiche Sprache sprechen, z. B. eine klare Aussage, ein fester Stand und eine ausdrucksvolle Stimme.

Es kommt im Team nicht nur darauf an, was jemand sagt, sondern immer auch darauf, was er dabei macht.

… Stell mal darüber! …
Eine MTA an der Anmeldung in der Radiologie kehrt dem Pfleger, der ihr einen Patienten im Rollstuhl zum Röntgen bringt, den Rücken zu und wirft nur kurz mit den Worten: »*Stell mal darüber!*« einen Blick über die rechte Schulter. Sie zeigt mit ihrer Körpersprache ein deutliches Desinteresse. Diese Interaktion ist auch für den

Patienten unangenehm, da er sich in diesem Fall ebenso nicht wahrgenommen und angenommen fühlt.

Unsere Sprache können wir beenden, unsere Körpersprache nicht. Die meisten Körperbewegungen laufen automatisch ab. Sie gelten als weniger durch den Sender kontrollierbar (das Ohrläppchen reiben, erröten, an den Haaren oder am Schmuck fummeln, mit einem Fuß wippen usw.), deshalb wird der Körpersprache, wie Experimente zeigen, mehr Glauben geschenkt als verbalen Botschaften (Mehrabian und Weiner 1967). Die Körpersprache setzt immer vor dem gesprochenen Wort ein (Püttjer und Schnierda 2003). So wird vor einem verbalen Angriff der Kopf nach vorne geneigt, um sich größer zu machen, sich aufzubauen. Auch Abneigung wird deutlich gezeigt, bevor jemand spricht. Der Oberkörper geht nach hinten, die räumliche Distanz wird vergrößert. Das bedeutet, dass wir bevor wir etwas sagen, schon mit dem anderen Menschen kommunizieren und dieser sich bereits seine Meinung darüber bildet.

Die Effektivität und Glaubwürdigkeit unserer Kommunikation ist dementsprechend stark davon abhängig, ob der Empfänger der Botschaft die Möglichkeit hat, unsere Körpersprache als Kommunikationsmedium zu nutzen. Einwände und Bedenken lassen sich in der Regel anhand von körpersprachlichen und sprachlichen Inkongruenzen erkennen. Ein unzufriedener Kollege sagt: »*Ich werde morgen auf Frau Michel zugehen und sie ansprechen.*«, geht aber während er dies sagt, zwei Schritte zurück. Oder der Verwaltungschef sagt: »*Das ist der wichtigste Punkt unserer Vereinbarung.*«, macht aber währenddessen eine abfällige Handbewegung. Je wichtiger die Botschaft ist, desto mehr ist die authentisch wahrnehmbare Körpersprache der Indikator dafür, dass der Hörer die Nachricht in der gewollten Art und Weise empfängt und versteht.

Eine Überprüfung der Kommunikationswege hat einen dementsprechend großen Einfluss auf den erwünschten Erfolg.

Kommunizieren wir über E-Mail, Brief, Aushänge, SMS und WhatsApp, so hat der Empfänger nur den Inhalt für seine Auswertung zur Verfügung. Hierbei entsteht ein maximaler Spielraum für die Interpretationen durch den Empfänger. Ironie, Glaubwürdigkeit, Sicherheit und Dringlichkeit bleiben rein der Interpretation des Empfängers überlassen. Bei der Kommunikation mit der Sprache, d. h. per Telefon, ist ein weiterer Weg freigeschaltet und der Hörer kann das Gesagte mit dem Klang der Stimme zusätzlich abgleichen. Im ersten Fall wären es nur die 7 %, die die Kommunikation ausmachen und im zweiten Fall (Inhalt und Stimme) wird immerhin 45 % erreicht. Das bedeutet, dass nicht einmal die Hälfte der »Kommunikationspower« ausgenutzt wurde. Erst durch das Hinzunehmen der Körpersprache, das Erscheinen oder das persönliche Gespräch, erhält die Kommunikation ihre volle Kraft.

Achten Sie sorgfältig darauf, welche Signale Sie aussenden, wenn Sie Gespräche führen.

Positive, vertrauensbildende, nonverbale Signale sind:

- Zur Begrüßung aufstehen, lächeln und (allen) die Hand geben,
- Blickkontakt halten,
- Offenen Gesten (z. B. einladende Handbewegungen),
- eine aufrechte und offene Körperhaltung,
- ein freundlicher Tonfall,
- volle Aufmerksamkeit auf den Gesprächspartner.

Berührungen

Menschen vergessen, was du gesagt und was du getan hast.
Sie vergessen aber nie, wie sie sich bei dir gefühlt haben.
(Maya Angelou)

Eine zentrale Rolle in der menschlichen Beziehung spielt die Berührung. Unsere Haut ist das größte Organ, begrenzt den Körper nach außen und liefert als Sinnesorgan verschiedenste Informationen (Wärme, Kälte, Schmerz etc.). Der Tastsinn ist der älteste und feinste Sinn des Menschen. Menschen reagieren sehr sensibel auf Berührungen. Über die Berührung treten wir in Kontakt und Kommunikation mit anderen Menschen. Wir erhalten über Berührung Trost, Zuneigung und Unterstützung.

Berührungen werden als Zeichen von Freundlichkeit angesehen. Wenn Menschen berührt werden, sind sie eher bereit, ihre persönlichen Gefühle mitzuteilen (Jourard und Friedman 1979). Wenn chirurgische Patientinnen von einer Pflegerin angefasst werden, die ihnen ihre Operation erklärt, weisen diese Patientinnen weniger Angst auf – was sich sowohl in ihren verbalen Reaktionen als auch in ihren Blutdruckwerten zeigt, die vor und nach der Operation gemessen werden. Sie machen sich geringere Sorgen über postoperative Komplikationen als Patientinnen, die nicht berührt werden, obwohl die von der Pflegerin gegebenen verbalen Erklärungen identisch sind (Witcher und Fisher 1979).

Berührungen wirken sich auch auf ältere Menschen aus, wenn sie motiviert werden oder schwierige Aufgaben bewältigen sollen (Howard 1988).

Im Klinikalltag werden Berührungen oft intuitiv zur richtigen Zeit von den Pflegenden und den Ärzten eingesetzt (trösten, in den Arm nehmen, am Oberarm berühren, den Kopf halten, die Hand streicheln). Junge Ärzte berichten, dass sie mitunter unsicher sind, ob es »richtig« bei den Kollegen ankommt, wenn sie spontan einen Patienten mit einer Berührung trösten. Sie unterdrücken in diesen Situationen den intuitiven Impuls, um vor den Kollegen nicht »sentimental« zu erscheinen.

Prof. D. Grönemeyer zeigt in seinem Buch »Mensch bleiben« auf, wie wichtig es ist, Qualitäten wie Trost, Mitgefühl, Nähe und Liebe in seiner ärztlichen Praxis Raum zu geben. Mehr Menschlichkeit, den Patienten mit allen Sinnen anzusprechen und auch einmal in den Arm zu nehmen hat positive Auswirkungen (Grönemeyer 2003).

Schon im ersten Arzt-Patienten-Kontakt kann allein durch den Händedruck und einen offenen und freundlichen Blick viel Positives erreicht werden, nämlich eine Reduktion von Angst und Unsicherheit (Abb. 4.3; Top im Job: Wie bitte?).

Unangemessene Berührungen

In der täglichen Arbeit kommt es immer wieder zu körperlichen Grenzüberschreitungen vonseiten der Patienten und berufsmäßig bedingt durch den Pfleger (beim

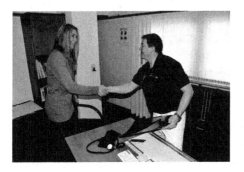

Abb. 4.3 Patienten offen und freundlich empfangen

Waschen des Patienten, Behandlungen an der medialen Leiste, Brustbereich etc.). Körperliche Nähe kann zu Missverständnissen seitens des Patienten führen. Der Gesundheits- und Krankenpfleger muss sich im Berufsalltag immer wieder mit den Themen Nähe und Distanz auseinandersetzen und damit professionell umgehen. Oft müssen Gefühle wie Ekel, Angst und Scham überwunden werden, um die nötige Nähe bei der Behandlung, Lagerung und Aufsetzen herzustellen. Es ist oft eine Balance zwischen »sich einlassen« und sich »abgrenzen«. Professionelle Nähe und Distanz schützt sowohl den Patienten als auch den Pfleger.

Sexuelle Belästigungen drücken sich vielfältig aus. Das können Worte, Blicke, Gesten und Handlungen sein.

... Das stört mich ....

Jasmine Dobler (Schülerin im 2. Jahr): *»Ein Patient hat mir die Hand gegeben und dabei seinen Zeigefinger an meiner Handfläche gerieben.«*.

Oft beginnt es mit harmlosen Zeichen, die sich steigern können bis zum körperlichen Übergriff:

- Duzen – gerade bei jüngeren Gesundheits- und Krankenpflegern,
- Anspielungen (»Bei mir gibt es noch ganz andere Kontaktpunkte«),
- anzüglichen Bemerkungen (*»Ihre kalten Hände machen mich ganz heiß«*),
- zufällige Berührungen,
- taxierenden, anzüglichen oder heißen Blicken,
- Erzählen von anzüglichen Geschichten,
- Verharmlosungen (*»Verstehen Sie denn keinen Spaß«*, *»Sie sind aber prüde«*),
- Nötigung – Erzwingen sexueller Handlungen (zu sich heranziehen).

Unterbinden Sie solche Dinge sofort und bestimmt!

Sprechen Sie auch gemeinsam im Team über schwierige Situationen. Was haben andere Teammitglieder schon erlebt, wie haben sie darauf reagiert, was haben sie erwidert und wie haben sie sich verhalten? So können Berufsanfänger und Schüler/Praktikanten ihr Verhaltensrepertoire erweitern.

Die Uniklinik Mannheim hat ein Konzept für Mitarbeiter entwickelt sich gegen aggressive und gewalttätige Patienten zu wappnen (Börderlein 2013).

> Schärfen Sie die Wahrnehmung für Ihr eigenes Auftreten. Treten Sie Patienten, die sich respektlos, unverschämt oder aggressiv verhalten, selbstbewusst und professionell entgegen, denn Angst hemmt und führt zu Unsicherheit und Rückzugsverhalten.

Sicheres Auftreten

Selbstsicherheit drückt sich v. a. in der Körperhaltung und Sprache aus. Achten Sie auf eine gerade und aufrechte Körperhaltung, denn unser Auftreten wird zu 80 %t von unserer Körpersprache bestimmt. Eine zittrige und zu leise Stimme signalisiert dem Gegenüber Ihre Unsicherheit. Auch zu schnelles Sprechen wird leicht als unsicher oder entschuldigend missverstanden. Sprechen Sie ruhig, klar und bestimmt. Ein schräg gelegter Kopf lässt Sie weich, demütig und angreifbar erscheinen statt stark. Schauen Sie Ihrem Gegenüber in die Augen. Es kommt auf die Stetigkeit Ihres Blickes an. Wenn die Augen unsicher hin- und her huschen oder Sie dem Blick ausweichen, wirken Sie klein und unsicher. Unser Blick verrät, worauf wir unsere Aufmerksamkeit richten – bleiben Sie bei Ihrem Gegenüber, bleiben Sie auf Augenhöhe. Grenzen Sie sich durch

Ihre Körpersprache und durch klare, kurze Sätze ab. Sprechen Sie den Patienten namentlich klar und deutlich mit fester Stimme an. Angst, Scham und Unsicherheit veranlassen den Patienten dazu, mit seinem unangemessenen Verhalten weiterzumachen.

Soziale Dominanz wird nicht nur durch ein einziges Signal des Körpers ausgedrückt, sondern tritt vielfältig in Erscheinung. Dominante Personen sprechen lauter, unterbrechen andere häufiger, stehen aufrechter, haben eine expansive Gestik und nehmen mehr Raum in Anspruch (Keating 1985).

Aggression macht sich oft schon im Vorfeld bemerkbar:

- laute Stimme,
- Verbalattacken,
- Einschüchtern des Gegenübers,
- Gereizter Tonfall,
- Dominantes Auftreten,
- Feindseligkeit, Wut, Ärger,
- Infragestellen der Fähigkeiten des Gesundheits- und Krankenpflegers,
- Entwertende Äußerungen,
- Körperliche Angriffe.

Achten Sie bei besonders dominanten Personen auf diese Signale und bleiben wachsam.

Deeskalation

Wenn Menschen verärgert sind, neigen sie zu Übertreibungen. Sie klagen an und benutzen Verallgemeinerungen (schon wieder, nie, immer noch nicht), die das Problem ungerechtfertigt vergrößern und Widerstand erzeugen. Als Gegenüber eines so verärgerten

Menschen verspürt man den Impuls, sich zu rechtfertigen oder in eine Diskussion einzusteigen, und schon ist man im Kampf verstrickt.

Praxistipp

Gehen Sie nicht auf die Übertreibungen ein, reagieren Sie nicht mit einem Gegenschlag und bleiben Sie ruhig. Nehmen Sie die Beschwerde und ihr Gegenüber ernst.

Jede ärgerliche Person, die mit Ihnen in Kontakt ist, braucht innerhalb von zehn Sekunden ein Signal, dass sie bemerkt wird (Czypionka 2003). Sei es ein Blick, ein Wort oder eine kleine Handbewegung, es hilft die Irritation des anderen aufzuheben. Die Person fühlt sich beachtet.

Umgang mit Beschwerden

Gerade in Situationen, die unter zeitlichen und emotionalen Druck stehen, verlassen uns oft Ruhe Ausgewogenheit und Besonnenheit. Gesundheits- und Krankenpfleger und Ärzte werden häufig mit Beschwerden von den Eltern der behandelten Kinder, Angehörigen oder unzufriedenen Patienten konfrontiert. Wie können Sie dem positiv und deeskalierend begegnen?

Praxistipp

Bewahren Sie Ruhe, keine Rechtfertigungen, Ausflüchte oder Diskussionen, dadurch wird das Gespräch noch weiter »angeheizt«. Bleiben Sie, auch wenn es manchmal schwer fällt, freundlich zugewandt und halten Sie Blickkontakt. Kommunizieren Sie nicht frontal mit dem Patienten oder den Angehörigen, gehen Sie „aus der Schusslinie" und sprechen sie die betreffende Person seitlich an.

Tab. 4.1 Eskalierende und deeskalierende Formulierungen

Eskalierend	Deeskalierend
Nein, das sehen Sie falsch!	Darf ich Sie fragen, wie Sie zu dieser Auffassung kommen?
Dafür bin ich nicht verantwortlich!	Ich schaue, was ich für sie unternehmen kann
Sie müssen einsehen, dass…	Der Hintergrund ist…
Das ist nicht meine Schuld	Ich kümmere mich darum

Tab. 4.1 zeigt typische eskalierende und deeskalierende Formulierungen.

Der konstruktive und sensible Umgang mit Beschwerden hinterlässt beim Patienten oder bei den Angehörigen ein positives Gefühl. Menschen vergessen relativ schnell, worüber sie sich beschwert haben, aber sie erinnern sich noch deutlich an das damit verbundene Gefühl und daran, wie sie behandelt wurden. Mit diplomatischen, deeskalierenden Formulierungen, Ihrem Tonfall und Ihrer Körpersprache zeigen Sie so in jeder Situation, dass Sie souverän und sachlich mit Beschwerden umgehen. Das kostet weniger Zeit und Nerven.

Verzichten Sie auf eskalationsfördernde Wörter wie: angeblich, so genannt, quasi (Verfremdung), kindisch, unprofessionell, unvernünftig (Herabsetzung), Ihr Motto ist ja nur … (Unterstellung), wie immer, schon wieder, jedes Mal (Verallgemeinerung) und typisch (Reizwort).

Bleiben Sie in Kontakt. Ob Sie einer Person in die Augen schauen oder nicht hat eine enorme Wirkung. Ihr Gegenüber wird dies als sicher oder unsicher interpretieren und ggf. weiter machen. Halten Sie Ihren Kopf gerade und den Blick nach oben gerichtet, so behalten Sie den Überblick über die Lage. In allen sozialen Situationen ist der Blickkontakt wichtig, wie auch im folgenden Abschnitt deutlich wird.

Blickkontakt

Ein Blick sagt mehr als tausend Worte.

Der Blick ist eines der häufigsten und wirksamsten non-verbalen Signale.

Blickentzug ist Kommunikationsentzug.

Blickkontakt gilt als Zeichen der Anziehung und ruft Sympathie und Hilfsbereitschaft hervor. Jemandem ins Gesicht zu schauen, bedeutet ihm Aufmerksamkeit zu schenken. Unser Gehirn identifiziert mögliche Emotionen insbesondere in den Augen, den umgebenden Muskeln und in der Stellung des Mundes (Newberg und Waldmann 2013).

Ein offener und ruhiger Blick weckt Vertrauen. Personen, die den Blickkontakt meiden, werden als schüchtern und unsicher beschrieben. An die Decke schauen drückt Missbilligung aus, demonstratives Wegschauen signalisiert Langeweile und auf den Boden schauen steht als Zeichen von Unsicherheit. Anstarren und »bohrende Blicke« sind für einen guten Gesprächsverlauf nicht förderlich und werden als aufdringlich und unangenehm empfunden. Ein längerer Blickkontakt wird häufig sogar als Bedrohung angesehen (Matschnig 2008). Blickkontakt hat eine Art Verstärkerfunktion, die mein Gegenüber aktiviert, etwas zu tun.

... Augenblicke ...

In einer kniffeligen Situation einem jüngeren Kollegen mit den Augen zu signalisieren *»Du schaffst es!«* gibt Mut und Vertrauen.

Während der Visite der Kollegin durch einen bestimmten Blick signalisieren *»Wir müssen draußen noch etwas besprechen, nicht hier vor dem Patienten.«*.

In Teambesprechungen ist es wichtig, dass der Teamleiter immer wieder freundlich einen Blick »in die Runde« wirft, um die Gesamtstimmung aufzunehmen. Außerdem fühlen sich dann alle angesprochen und beachtet. Das ist ein Zeichen von Wertschätzung. »Augenkontakt verstärkt gewöhnlich die Vertrauenswürdigkeit und fördert zukünftige Zusammenarbeit bei Menschen« (Newberg und Waldmann 2013).

Besonders für neue Teammitglieder und für Schüler ist der Blickkontakt sehr wichtig. Schaut die Teamleitung bei der Begrüßung ihre Mitarbeiter an, so kann sie auf der einen Seite ggf. sofort sehen, wenn etwas nicht stimmt, auf der anderen Seite fühlen sich die Teammitglieder beachtet. Eine Teamleitung sollte nie ihre Mitarbeiter oder Schüler auf der Station mit Blickentzug und Nichtachtung strafen. Das Gefühl nicht wahrgenommen zu werden belastet die Teammitglieder nachhaltig.

Generell wird das Führungsverhalten der Stationsleitung (Vorbild/Model) genau beobachtet und hat einen enormen Einfluss auf die Teammitglieder. Schüler profitieren von positiven Modellen. Nach der Theorie des sozialen Lernens (Bandura 1979) wird menschliches Verhalten überwiegend durch Beobachtung gelernt. Durch diesen kognitiven Lernprozess werden neue Verhaltensweisen erlernt und bereits bestehende Verhaltensmuster verändert.

4.3   Verhalten

»Man kann sich nicht nicht-verhalten«. (P. Watzlawick)

Verhalten bezeichnet das, was an einer Person von außen beobachtet werden kann. Typische Verhaltenselemente sind Körperhaltung, Gesten, Worte, die Art des Redens, das Handeln, Bewegungen. Wird ein Verhalten immer wieder gezeigt, reden wir von einem **Verhaltensmuster**. Das Verhaltensmuster ist die konstante Reaktion und Aktion eines Menschen und wird in unterschiedlichen Situationen gezeigt. Die meisten Verhaltensmuster werden in früher Kindheit erlernt und enthalten z. B. Muster für Ablehnung, Veränderung und Anerkennung, die dann später automatisch gezeigt werden. Menschen greifen auf alte Verhaltensmuster und Strategien zurück (*»Damals konnte ich Vater auch immer charmant um den Finger wickeln.«*, *»Mit Schreien habe ich immer alles bekommen.«*), ohne zu prüfen, ob das für die aktuelle Situation überhaupt passend und angebracht ist. Auch in der Kommunikation mit anderen werden unsere Wertvorstellungen und zusätzlich viele erlernte Beziehungsmuster aus der Vergangenheit aktiviert (*»Zuhause durfte ich auch nie ausreden.«*, *»Bei uns wurde nie diskutiert.«*). Somit reagieren Menschen gleich, ob es in der Kinderzeit die Ablehnung von der Mutter war oder später die Ablehnung durch die Vorgesetzten ist (Sandler et al. 2009).

In der Familie werden die ersten Teamerfahrungen gemacht. Das Verhalten der Eltern, Großeltern, Geschwister und weiterer Bezugspersonen bietet dem Kind ein Modell für sich selbst. Die Wahrnehmung von Personen, die als Modell (Modelle) dienen und ihr Verhalten (Modellverhalten) leiten unser Verhalten (Bandura 1969). Das gesamte Verhalten von Bezugspersonen bildet das Muster ab, welche das Kind für sich interpretiert und übernimmt. Dadurch werden die Grundlagen dafür gebildet, wie man in der Welt mit anderen umgeht und wie man etwas macht (Abb. 4.4). Nach Lipton (2007) sind diese Verhaltensweisen im Unterbewusstsein

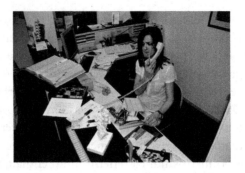

Abb. 4.4 Chaotischer Arbeitsstil

gespeichert und werden durch entsprechende Reize gewohnheitsmäßig abgerufen. Sie wirken oft wie »Trigger«, so als hätte man bei der betreffenden Person »einen Knopf« gedrückt. Dadurch wiederholen sich die Verhaltensmuster für soziale Beziehungen, die in der Familie erlernt wurden, unbewusst in anderen Gruppen (Arbeitsstelle, Gremien, Vereine etc.).

Auch Angst kann dazu führen, dass alte Verhaltensmuster aus der Kindheit aktiviert werden. Wenn Menschen sich in ihrem Selbstwert bedroht fühlen, reagieren sie oft mit Angst (Satir 2009). Unbewusste Notprogramme werden ausgelöst. So kann es passieren, dass eine Person plötzlich »losheult« und die Teambesprechung verlässt. Verhaltensmuster laufen ab, mit denen die Person als Kind erfolgreich war, in dem angesprochenen Fall also wie als kleines Kind hilflos fortlaufen. Angst tritt immer dort auf, wo wir uns in einer Situation befinden, der wir nicht oder noch nicht gewachsen sind (Riemann 2009).

… Dieses Chaos! …
Die medizinische Fachangestellte Kerstin Schwarz kommt aus einer total chaotischen Familie, in der alles sehr großzügig und spontan gehandhabt wurde.

Die medizinische Fachangestellte Christa Ottken ist sehr pedantisch und plant gerne im Voraus. In ihrer Familie wurde peinlichst genau auf Ordnung und Gewissenhaftigkeit Wert gelegt.

Kerstin Schwarz reagiert auf Christa mit den Worten: *»Die redet ja mit mir wie meine Lehrerin.«* und rebelliert gegen Christa Ottken wie ein Teenager. Christa Ottken hingegen sagt: *»Mit so einer Chaotin kann ich nicht zusammen arbeiten, die weiß ja gar nicht, wo vorne und hinten ist.«* und macht alles selbst, denn sie traut Kerstin Schwarz nichts zu.

Nach Lipton (2007) können diese unterbewusst ablaufenden Verhaltensmuster verändert werden. Dazu müssen Sie ein Verhalten bewusst überdenken, um es dann zu unterbrechen und eine neue Reaktion zu entwickeln. Dies setzt bewusstes Handeln voraus, ansonsten läuft nur das unterbewusste Programm ab. Das wird im folgenden Beispiel noch einmal deutlich.

... Ich mache es lieber selber ...

Herr Bäumer (Abteilungsleiter in der Klinikverwaltung) merkt, dass ihm die Arbeit über den Kopf zu wachsen beginnt. Er denkt daran, einiges an seine Kollegin Frau Hausmann zu delegieren. Beim letzten Mal reagierte Frau Hausmann jedoch sehr ungehalten, als er ihr eine Aufgabe übertrug. Zudem enthielt die fertige Arbeit drei Fehler. Wie soll er sich verhalten?

Wenn er ihr die Aufgabe überträgt, riskiert er, dass sie wieder unwirsch reagiert und auch wieder Fehler macht. Deshalb entscheidet er sich (ein altes Verhaltensmuster greift): *»Bis ich das jetzt lange erklärt habe, mache ich es doch gleich selbst.«.* Den inneren Konflikt löst Herr Bäumer auf die gewohnte Weise, indem er die Aufgabe selbst erledigt. Er meidet die Aussprache mit Frau Hausmann, delegiert die Aufgabe nicht und gerät somit noch mehr unter Zeitdruck.

Der innere Konflikt und die bewährte symptomatische Lösung sind meist viel stärker als die Vernunft. Solche Verhaltensmuster sind bei vielen Menschen stark ausgeprägt und rationaler Einsicht selten zugänglich.

Ein ausgeprägtes Harmoniebedürfnis (Vermeiden der Aussprache mit der Kollegin), hohe Anforderungen an die eigene Person, Leistungsorientierung mit perfektionistischen Tendenzen (ich muss es selbst machen, das kann ich nicht delegieren) und ein ausgeprägtes Verantwortungsgefühl wirken in Verbindung mit zunehmenden Arbeits- und Zeitdruck auf Dauer belastend. Dieses Verhalten führt bei Leitungskräften allmählich zu einer ständigen Überforderung, die im Extremfall im Burnout endet (Top im Job: Nicht ärgern, ändern).

4.4 Burnout

Der Begriff Burnout (engl »to burn out«, ausbrennen) wird als Zustand seelischer, geistiger und körperlicher Erschöpfung beschrieben. Ende der 1960er Jahre wurde zunächst der Begriff »Flame-out« benutzt. Der Psychoanalytiker H. Freudenberger hat 1974 den Begriff Burnout geprägt und für helfende Berufe wie Ärzte, Pfleger, Rettungspersonal, Sozialarbeiter und Erzieher verwendet. Bei diesen Berufsgruppen beobachtete er relativ häufige Krankschreibungen und Frühverrentungen nach einem »Ausbrennen« durch besonders hohe Arbeitsbelastung bei besonders hohem Engagement (Freudenberger 1974).

Über kaum ein Thema ist in den letzten Jahren mehr geschrieben worden. Burnout nimmt einen immer größeren Raum ein und betrifft mittlerweile viele

Berufsgruppen. Es gibt nicht eine Ursache für Burnout. Burnout ist ein Komplex, der durch anhaltende emotionale Erschöpfung durch Überbeanspruchung eigener Ressourcen, dadurch reduzierter Leistungsfähigkeit und zunächst subtiler persönlicher Veränderungen einhergeht. Die Betroffenen sind oft perfektionistisch, harmoniebedürftig und wollen es allen Recht machen. Typisch ist ein hohes Bedürfnis nach Wertschätzung und Anerkennung. Abgrenzung und »Nein sagen« fällt den Betroffenen schwer. Oft haben sie früh gelernt für andere da zu sein.

Folgende Verhaltens- und Persönlichkeitsveränderungen sind von den Kollegen wahrzunehmen: Häufige Krankmeldungen, sozialer Rückzug (kommt nicht mehr mit in die Kantine), plötzlich weniger von sich aus erzählen, keine Gefühle mehr zeigen können, keinen Spaß mehr mitmachen, sich an nichts freuen können, Dienst nach Vorschrift (Patientenzimmer werden abgearbeitet), emotionale Erschöpfung, keine Begeisterung, alles ist gleichgültig, das Mitgefühl nimmt ab, Selbstzweifel, Angst und Reizbarkeit.

Es wird zwischen Burnout als Prozess und Burnout als Syndrom unterschieden. Der Prozess (Phase 1 bis 4) ist als Weg zum Syndrom zu sehen. Manchmal wird er mehrmals im Leben durchlaufen, wenn nicht frühzeitig gegengesteuert wird.

4.4.1 Das 5-Phasen-Modell nach Müller-Timmermann (2004)

Phase 1: Enthusiasmus und Idealismus
In der ersten Phase stürzen sich die Betroffenen in die Arbeit. Sie bleiben länger in der Firma und nehmen auch noch Arbeit mit nach Hause. Familie, Freunde und

Hobbys werden vernachlässigt. Die Identifikation mit der Arbeit ist so stark, dass alles andere untergeordnet wird.

Phase 2: Realismus und Pragmatismus

Es kommt zu Realismus und Pragmatismus, die Ziele werden realistischer eingeschätzt und die Bedeutung des Privatlebens, der Familie wird erkannt. Dieser Ablauf ist relativ normal und muss nicht unbedingt zum Burnout führen.

Phase 3: Stagnation und Überdruss

Diese Phase ist durch Selbstkritik und auch Versagensängste gekennzeichnet. Sie treten immer mehr in den Vordergrund. Die anstehenden Aufgaben scheinen nicht mehr zu bewältigen, Frustration stellt sich ein. Dieser innerliche Stress, der immer präsent ist, führt zu den ersten körperlichen Auswirkungen, wie Schlafstörungen, Anspannung, Müdigkeit und Kopfschmerzen. Durch kurze positive Phasen zwischendurch, denken die Betroffenen, sie haben die Krise überwunden.

Phase 4: Frustration und Depression

Sie zeichnet sich durch Resignation aus. Der Betroffenen schleppt sich energielos zur Arbeit, um die Aufgaben zu erledigen, die erledigt werden müssen. Aus Selbstschutz kommt es zu einem Rückzug, andere Menschen werden nicht mehr herangelassen. Wegfall von sozialen Unterstützungsparametern. Der Betroffenen baut eine »Schutzmauer« auf. Hilfe von außen kann nicht angenommen werden und der Verlauf der Krankheit wird dadurch beschleunigt.

Phase 5: Apathie und Verzweiflung – Burnout-Syndrom

In der letzten Phase kommt es dazu, dass die Betroffenen sich selbst ablehnen und mit dem Gefühl kämpfen völlig versagt zu haben. Es kann zu Depressionen kommen, mitunter auch zu Alkohol und Medikamentenmissbrauch. Oft ist es der Dauerstress, der durch vielfältige soziale, arbeitsbedingte und persönliche Faktoren entsteht. Dazu können arbeitsbedingte Stressoren wie permanente Über- oder Unterforderung, ständige Konfrontation mit Problemen, unvollständige Informationen, Leistungs- und Zeitdruck, fehlende Anerkennung, schlechtes Betriebsklima und Führungsstil, unregelmäßige Arbeitszeiten und Überstunden führen.

… Wir brauchen mehr Personal …
Helga Budde (58 J., Stationsleitung): *»Ich beobachte zunehmend, dass junge Kranken- und Gesundheitspfleger, die gerade ihre Ausbildung abgeschlossen haben und voller Freude und Begeisterung ihre erste Stelle antreten, schon nach kurzer Zeit wegen akuter Erschöpfung krankgeschrieben werden. Wir arbeiten täglich mit zu wenig Personal, können oft keine Mittagspause machen, Schokoriegel zwischendurch müssen reichen. Es bleibt keine Zeit für Gespräche oder ausführliche Erklärungen. Der Druck ist immens und eine junge Kollegin beschrieb es mir mit den Worten: »Jetzt ist aus meinem Traumberuf ein Alptraum geworden, ich kann nicht mehr schlafen, ich freue mich nicht mehr auf die Arbeit, dauernd mache ich Fehler, bin unkonzentriert, ich kann einfach nicht mehr…« So etwas in meinem Team zu hören, belastet mich, ich versuche die junge Kollegin so gut wie möglich zu unterstützen, sie ist menschlich und fachlich eine extrem gute Mitarbeiterin, doch manchmal sind mir auch die Hände gebunden, wir brauchen einfach mehr Personal…«*
Gerade die Mitarbeiter, die immer funktionieren und auf die sich die Leitung verlassen kann, werden häufig darum gebeten, zusätzliche Aufgaben zu übernehmen. Als Leitung darf man diese Mitarbeiter nicht überfordern, da sie auf lange Sicht gesehen sonst ausfallen.

Überhöhte innere Ansprüche und auch äußere Faktoren, wie ein schlechtes Arbeitsklima, unklare Arbeitsaufträge, mangelnde Transparenz, Entscheidungen, die als unfair angesehen werden, fehlende Anerkennung, kaum Gestaltungsspielräume, Umstrukturierungen, Personalabbau und Personalmangel auf unbestimmte Zeit wirken belastend.

Das Burnoutsyndrom hat sich in jüngster Zeit missbräuchlich zu einem Statussymbol des beruflichen Engagements entwickelt. Burnout ist ein Modebegriff für Zusammenbruch, Überforderung, Belastung und Depression geworden. »Ich habe Burnout« spricht sich leichter aus als »Ich bin depressiv«. Betroffene berichten im Coaching auch von der Angst, der beschleunigten Welt nicht mehr gewachsen zu sein. Das Springen zwischen On- und Offline (moderne Kommunikationsmittel), das Zunehmen von Geschwindigkeit und Dringlichkeit, zusammen mit Zeitdruck und Zeitnot wirken belastend. Die Grenzüberschreitungen zwischen Arbeit und Freizeit sind fließend, die Struktur geht verloren. »Powernapping« statt Mittagsschlaf, das Vergessen von Pausen, ein gesteigerter Arbeitseinsatz, Überstunden, das Puschen mit Medikamenten und das Überhören von körperlichen Signalen über einen längeren Zeitraum sind keine Seltenheit. Besonders Führungskräfte im mittleren Management, die ihren Mitarbeitern Entscheidungen »verkaufen« sollen, hinter denen sie nicht stehen, sind hiervon betroffen.

Coolout

Der Begriff „Coolout" wurde von der Professorin für Pflegewissenschaft K. Kersting geprägt, die seit Jahren zu diesem Thema forscht, hier handelt es sich um den „Prozess einer moralischen Desensibilisierung", der sich im Laufe der beruflichen Tätigkeit zu verstärken scheint

(Kersting 2019). Die Pflegenden sollen auf der einen Seite eine professionelle, moralisch vertretbare, patientenorientierte Pflege leisten, auf der anderen Seite stehen wirtschaftliche Vorgaben und Anforderungen, die erfüllt werden müssen. Die Pflegenden können beides auf Dauer schwer miteinander vereinbaren und entwickeln mit der Zeit eine gewisse „Kälte" (engl. to cool out = auskühlen), um sich selbst zu schützen und weiter zu funktionieren. Sie stumpfen ab, werden gleichgültig, resignieren, die Kommunikation mit den Patienten leidet, nur das notwendigste Maß an Pflege wird ausgeführt und es kommt zum „Dienst nach Vorschrift"

Sophia Mahler (31 J.) Seit Monaten arbeite ich die Zimmer nur noch ab. Wenn ein Patient weint, lässt mich das kalt, ich muss mich beeilen, sonst schaffe ich die Arbeit nicht. Ich fühle mich wie ohnmächtig, vieles ist mir gleichgültig geworden, obwohl ich es moralisch eigentlich nicht vertreten kann. Dieser Druck, wir sind permanent unterbesetzt. Wenn ich zuhause bin, frage ich mich manchmal, was aus mir und meinem Beruf, den ich geliebt habe, geworden ist.

Buchtipp
Sehr lesenswert ist hier das Buch von Karin Kersting „Coolout in der Pflege" (2019), Mabuse Verlag, Frankfurt am Main.

4.5 Stress

> Es gibt nichts, das an sich gut oder schlecht wäre, nur das Denken macht es so. (W. Shakespeare)

Tagtäglich sprechen Menschen von Stress und selten von Freude und Begeisterung (Top im Job: Nicht ärgern, ändern). Oft hören wir Sätze wie: »*Ich bin so gestresst.*« oder »*Lass uns später telefonieren, ich stehe gerade so unter Stress.*«. Menschen sprechen auch von »Freizeitstress« *(»Das ganze Wochenende ist schon verplant, ich habe nur noch Stress«)*. Im Berufsalltag wird der Begriff Stress sogar für die Beschreibung von Abteilungen oder Stationen verwendet: »*Die Station 7 ist eine absolute Stressstation, pass auf, dass du da nicht hinkommst!*«.

Der Stress im Pflegebereich führt potenziell zu enormen Belastungen in finanzieller und menschlicher Hinsicht. Pflegekräfte, die am häufigsten Konflikten ausgesetzt sind, leiden auch am häufigsten unter Burnout-Erscheinungen (Hillhouse und Adler 1997). Durch Fehlzeiten entstehen hohe Kosten und oft kommt es auch zu einer Überlastungen der anderen Mitarbeiter, die die Arbeit übernehmen müssen, bis ein adäquater Ersatz gefunden ist.

> **Stress**
>
> Stress ist die nichtspezifische Reaktion des Körpers auf jegliche Anforderungen, die an ihn gestellt werden, sei nun die Anforderung angenehm oder nicht (Selye 1956).

Eine Stressreaktion ist immer ein subjektiver Zustand einer Person, der aus der Annahme besteht, dass eine stark negative, zeitlich nahe Situation mit großer Wahrscheinlichkeit nicht vermieden werden kann. Dabei geht die Person davon aus, dass sie nicht in der Lage ist, die Situation positiv zu beeinflussen oder zu bewältigen. Dies ist unabhängig davon, ob es sich dabei um eine Über- oder Unterforderung handelt. Beide Situationen empfinden die Personen negativ und auf Dauer als Stress. Für den einen Menschen ist die Arbeit in der Notaufnahme erfüllend, für den anderen belastend. Stress setzt einen Automatismus in Gang. Dieser Automatismus heißt Denken und Interpretieren.

> Es ist immer die individuelle Bewertung, die entscheidet, wann eine Person Stress empfindet.

Kaluza (2014) beschreibt folgende Gedanken und Verhaltensmuster, die den »Stresspegel« einer Person zusätzlich in die Höhe treiben:

1. Verleugnung
   - Der Druck, der auf einer Person lastet, die z. B. im Stau steht oder der ein peinlicher Fehler im Betrieb unterlaufen ist, wird durch Selbstvorwürfe wie: *»Das darf doch nicht wahr sein, das kann doch nur mir passieren!«* vermehrt.
2. Verallgemeinerung
   - Hier wird eine einzelne negative Situation verallgemeinert. Wurde z. B. eine Arbeit kritisiert, folgt: *»Mir gelingt doch nie etwas!«*.
3. Pessimismus
   - In den schwärzesten Farben wird ausgemalt, was alles passieren kann, wie z. B.: *»Ich werde bestimmt das Vorstellungsgespräch vermasseln,«* usw.
4. Personalisieren
   - Es sind die andere Menschen, die vermeintlich versuchen, der Person das Leben schwer zu machen und ihr »Steine in den Weg« zu legen: *»Warum gibt die Leitung immer mir so viel Arbeit?«, »Warum lässt die ehemalige Kollegin nichts mehr von sich hören?«* Die »Widrigkeiten« des Lebens werden persönlich genommen.

Auch Mc Gonigal (2015), Gesundheitspsychologin an der Stanford University, ist der Ansicht, dass unsere

Einstellung eine ganz wichtige Rolle spielt, weil sie beeinflusst, wie wir denken, fühlen und handeln. Für sie umfasst der Begriff »Stress« alles, was Menschen in unterschiedlichen Situationen so bezeichnen, also berufliche und private Belastungen unterschiedlichen Ausmaßes ebenso wie traumatische Ereignisse.

Mit positiven Gedanken und Gefühlen an ein zukünftiges Ereignis heranzugehen wirkt dagegen förderlich. Positive Gefühle bestechen besonders durch ihren Langzeitnutzen. Sie wirken sich positiv auf die körperliche Gesundheit aus, indem sie Stressreaktionen mildern und diese schneller abbauen. Außerdem wirken sie wie ein Puffer gegen zukünftigen Stress (Fredrickson 2005).

… Die Unzuverlässigkeit in Person …

Pflegeschülerin Marie Schultze kommt völlig abgehetzt und gestresst gerade noch rechtzeitig zur Dienstbesprechung. Auf dem Weg zur Arbeit hat sie ihre Geldbörse mit allen wichtigen Papieren verloren. Ohne nachzufragen, warum sie so spät kommt, sagt eine Kollegin im scharfen Tonfall zu ihr »*Wir beginnen hier pünktlich, das gilt auch für Sie!*«. Bevor Marie Schultze antworten kann, werden gleichzeitig zurückliegende Fehler von ihr »aufgewärmt«. Die Situation ist angespannt und wird nicht weiter geklärt, der Dienst beginnt.

Das Verhalten der Kollegin wird verständlich, wenn man betrachtet, was vor zwei Wochen geschah. Marie Schultze hatte einen Patienten auf den Nachtstuhl gesetzt und vergessen ihm die Klingel hinzulegen. Der Patient saß über eine Stunde auf dem Stuhl, sodass sich bereits rote Streifen auf seinem Gesäß abzeichnet hatten. Ein solches Verhalten ist in den Augen der Kollegin unentschuldbar. Mit dem Zuspätkommen wird die Unzuverlässigkeit der Pflegeschülerin in den Augen ihrer Kollegin bestätigt.

Auf ein Nachfragen wird verzichtet, die negativen Gefühle der Vergangenheit stehen im Vordergrund und die Vormeinung wird durch den aktuellen Vorfall bestätigt (Abb. 4.5).

Gerade unter Stress nehmen wir negative Verhaltensmuster an Kollegen bevorzugt wahr. Man spricht hier auch von selektiver Wahrnehmung (Krech und Crutchfield 2008). Wenn wir uns das nicht bewusst machen, dann werden wir tatsächlich überwiegend die Verhaltensweisen wahrnehmen, die uns am anderen ärgern. Hinzu kommt, dass wir in Stresssituationen dazu neigen, weniger wahrzunehmen als in stressfreien Situationen. Das betrifft die Bereiche wahrnehmen, denken, fühlen, wollen und handeln (Hüther 2009).

Unter Stress wird die Atmung kurz und flach, es wird in der oberen Brust geatmet und nicht im Zentrum (Bauchatmung). Die Atmung ist unruhig, verzögert und verklemmt. Auch die Muskeln im Gesicht und Nacken sind angespannt. Die Sehfähigkeit ist verengt, der Blick oft hart (große starrende Augen). Gefühle werden abgeblockt, Angst und Furchtgefühle dominieren und ein emotionaler Verlust an Kontrolle wird beschrieben.

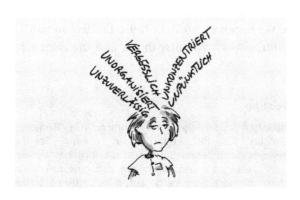

Abb. 4.5 Meinungsbildung durch die eigenen Gefühle

Informationen werden übersehen oder nicht beachtet, die Fehlerhäufigkeit nimmt zu, es passieren viele Flüchtigkeitsfehler. Oft werden unter Stress schnelle und einfache Lösungen bevorzugt, eine Reflexion findet nicht mehr statt. Die Problemsicht wird vereinfacht, inadäquate Entscheidungen und Lösungen sind die Folge. Auch die Flexibilität und Kreativität gehen oft verloren (»*Ich kann gar nicht mehr klar denken.*«, »*Ich habe keine einzige Idee, wie das funktionieren könnte.*«). Der Redefluss ist unterbrochen (stottern, hastig sprechen, sich überschlagen).

Praxistipp

Wenn Sie unter Stress geraten und vielleicht auch noch in der Situation sind, den Raum nicht verlassen zu können (auch auf- und abgehen entspannt), atmen Sie bewusst in den Bauch, in die Körpermitte und lösen somit die blockierte Energie. Legen Sie dazu ihre Hand auf den Bauch und spüren Sie ihren Atem. Schließen Sie, wenn möglich, kurz die Augen und entspannen Sie ihr Gesicht, speziell ihre Stirn und ihren Unterkiefer.

Auch folgende Methode kann im Alltag leicht eingesetzt werden, um z. B. vor oder nach einer Operation, nach langer Bildschirmarbeit, vor Prüfungen oder bei Aufgaben, bei denen es auf das präzise Entdecken von Details ankommt, einfach zu entspannen und die Augen zu entlasten.

Praxistipp

Entspannen Sie die Augen und kommen Sie zur Ruhe:
Reiben Sie ihre Handflächen dreißig Sekunden aneinander und legen Sie diese auf ihre geschlossenen Augen. Decken Sie die Augen mit den gewölbten Handflächen ab und achten Sie darauf, dass Sie Ihre Lider nicht

berühren. Schon nach ein paar Sekunden werden Sie eine angenehme Ruhe empfinden. Lassen Sie ihre Hände dort, solange Sie möchten, 3–5 min sind optimal. Sie werden schon nach der ersten Anwendung spüren, wie schnell der Stress nachlässt und sich Ihre Augen entspannen.

Auch Entspannungsmethoden wie das autogene Training nach Schultz, die progressive Muskelrelaxation nach Jacobsen, verschiedene Meditationstechniken und auch Yoga und Sport sind hilfreich. Die meisten Entspannungsverfahren sind leicht zu erlernen und einfach in der Durchführung. Alle Entspannungstechniken haben gemeinsam, dass sie Stressreaktionen lindern, die Erholung und Regeneration fördern und Adrenalin abbauen. Sie fördern die Konzentration, die Körperwahrnehmung und das Körperbewusstsein, wenn sie regelmäßig angewendet werden.

Denken sie auch einmal über Wörter nach, die zusätzlich Stress und Druck erzeugen, wie z. B. »schnell, müssen, kurz und eilig«. Geht es wirklich schneller, wenn man schnell sagt?

4.6 Positives Denken

Eines Tages besucht ein Hund den Tempel der tausend Spiegel. Er steigt die hohen Stufen hinauf, betritt den Tempel, schaut in die tausend Spiegel, sieht tausend Hunde, bekommt Angst und knurrt. Mit gekniffenem Schwanz verlässt er den Tempel in dem Bewusstsein: Die Welt ist voller böser Hunde. Kurze Zeit später kommt ein anderer Hund in den gleichen Tempel, auch er steigt die Stufen empor, geht durch die Tür und betritt den Tempel der tausend Spiegel. Er sieht in den Spiegeln tausend andere Hunde, freut sich darüber und wedelt mit dem Schwanz. Tausend Hunde freuen sich mit ihm und wedeln zurück. Dieser Hund verlässt den Tempel in dem Bewusstsein: Die Welt ist voller freundlicher Hunde. (aus Indien)

Eine positive mentale Einstellung beeinflusst Ihr Verhalten und entsprechend Ihrer Einstellung werden Sie auch von den anderen Teammitgliedern wahrgenommen. Mit positiven Gedanken werden positive Gefühle erzeugt. Wir reagieren auf andere Menschen so sensibel, dass sie häufig selbst dann einen beträchtlichen Einfluss auf unser Verhalten ausüben, wenn es gar nicht in ihrer Absicht steht. Den Effekt, den die Gegenwart anderer auf uns hat, nennt man soziale Verhaltensförderung (»social facilitation«) (Zimbardo et al. 2008).

… Positive thinking …

Die Pflegeschülerin Miriam Hoffmann beschreibt ihre Stationsleitung: »*Frau Sand reißt durch ihre fröhliche und positive Art immer alle mit, es macht Spaß auf der Station zu arbeiten, egal wie viel zu tun ist.*«.

Eine negative Stimmung ist immer eine Folge einer bestimmten Art zu denken. Negative Einstellungen und Emotionen wie Ärger, Angst, Schuld, Eifersucht oder Neid sind Gründe für Versagen und Unzufriedenheit. Sie rauben Energie und Freude für die tägliche Arbeit. Negative Gedanken gehen uns länger und ausführlicher durch den Kopf (*»Wie konnte das passieren?«*), wir können uns nicht mehr so gelassen auf andere Dinge konzentrieren und uns unterlaufen schneller Fehler. Es bildet sich eine Abwärtsspirale negativer Einstellungen und Emotionen (*»Ich schaffe das bestimmt nicht.«*, *»Das* *wird schwierig.«, »Andere schaffen das mit links.«, »Ob das gut geht?«).*

Da es sich jeweils um eine Annahme hinsichtlich Ihrer Zukunft handelt, macht die Einstellung klar welche negative Erwartung Sie haben. Annahme bedeutet, dass die Erwartung noch nicht eingetreten ist – wir rechnen nur damit, dass dies so geschieht. Unsere Wahrnehmung richtet sich nach all unseren Annahmen aus. Machen Sie sich derer bewusst und prüfen Sie, ob es positive Annahmen geben könnte.

> **Praxistipp**
>
> Plus-Minus-Übung: Bitte notieren Sie zehn Annahmen über eine zukünftige Situation, vor der Sie Angst haben. Differenzieren Sie bitte in positive und negative Annahmen. Sollten Sie negative Annahmen haben, suchen Sie eine positive Annahme dazu oder finden Sie eine Situation, wo diese negative Annahme nützlich und förderlich ist.

Positives Denken ist deshalb wirksam, weil die Menschen, die positiv denken, sich mit dem beschäftigen, was sie erreichen wollen. Sie richten ihre Gedanken auf das, was sie sich wünschen und bewegen sich darauf zu *(»Was andere schaffen, schaffe ich auch.«, »Sicherlich geht es gut.«).* Unsere Stimmung bestimmt in entscheidender Weise mit, was wir wahrnehmen und wie wir uns verhalten. Wenn wir verärgert sind, fallen uns in einer Teambesprechung die besten Argumente nicht ein. Im Auto, auf dem Weg nach Hause, wenn wir im entspannten Zustand sind, haben wir dann oft kreative Einfälle und gute, passende Antworten. Wenn wir uns gut fühlen, lassen wir uns eher auf unser Gegenüber ein und haben kreative Ideen.

Fokussieren wie Negatives, so verschließen wir uns gegenüber positiven Signalen und geben dem anderen keine Chance. Negative Emotionen sind wie „Energiefresser", sie schränken das Denk- Entscheidungs- und Innovationsvermögen ein.

Fredrickson (2011) weist darauf hin, das negative Gedanken („Ich schaffe das nicht!", „Nichts mache ich richtig") den Alltag beeinflussen und das Urteilsvermögen durchdringen. Sie beeinflussen die Kommunikation mit der Familie, ebenso wie die mit den Kollegen und machen jeden guten Willen zunichte. Eine ungebremste negative Haltung führt zu gesundheitsschädlichen Gefühlen, zu Wut, Verachtung, bis hin zu Depressionen, die letztlichden ganzen Körper beeinflussen.

Wer schon einmal verliebt war, weiß, dass Gefühle massiv unser Denken beeinflussen. Sie gehen beschwingter zur Arbeit und selbst der unfreundlichste Patient wird freudig begrüßt und zum Lächeln gebracht. Auch die Körperhaltung ändert sich und Sie gehen viel offener durch den Tag.

Positives Denken und positive Gefühle erweitern den Wahrnehmungshorizont. Unter dem Einfluss guter Gefühle sind die Menschen wacher und aufmerksamer. Fredrickson (2005) konnte in ihren Untersuchungen nachweisen, dass positive Gefühle den Aufbau und die Pflege sozialer Beziehungen und Bindungen begünstigen. Sie fördern das Lernen, die Kreativität und alle Intelligenzleistungen, die Problemlösungen auf einem höheren Niveau erlauben. Sie wirken sich positiv auf die körperliche Gesundheit aus. Stressreaktionen werden gemildert und schneller abgebaut. Sie verbessern die Qualität unserer psychischen Fähigkeiten, wie Resilienz (Widerstandskraft), Zielgerichtetheit und Optimismus, und sie festigen die Identität. In weiteren Untersuchungen zeigte Fredrickson (2009), dass sich positiv gestimmte Menschen mit anderen

Menschen wesentlich enger verbunden fühlen und sich hilfsbereiter verhalten. Dieser Effekt konnte in den unterschiedlichsten Kulturkreisen nachgewiesen werden. Barbara Fredrickson ist Professorin für Psychologie an der University of North Carolina und forscht seit Jahren über den Einfluss und die Wirksamkeit positiver Gefühle auf das menschliche Verhalten, die Psyche und die Gesundheit.

Buchtipp
Fredrickson BL (2011) Die Macht der guten Gefühle. Wie eine positive Haltung ihr Leben dauerhaft verändert. Campus, Frankfurt, New York

Fazit
- Unsere Wahrnehmung wird von unseren Vorerfahrungen und Vorannahmen geprägt.
- Uns unterlaufen Fehler in der Personenwahrnehmung.
- Kommunikation ist mehr als die Übermittlung von Worten.
- Dem nonverbalen Verhalten wird mehr geglaubt.
- Alte Verhaltensmuster stehen uns oft im Weg.
- Wir werden nicht als »Stressmensch« geboren.
- Positives Denken und positive Gefühle erweitern den Wahrnehmungshorizont.

5

Wie entwickelt sich ein Team

Wenn du schnell gehen willst, gehe alleine. Doch wenn du
weit gehen willst, gehe mit anderen. (aus Afrika)

Wenn Menschen zusammen arbeiten, bildet sich fast
automatisch eine Teamstruktur heraus. Das Team hat
ein gemeinsames Ziel oder Aufgabe und entwickelt eine
eigene Kultur. Durch die Zusammenarbeit soll mehr entstehen, als durch die Addition von einzelnen Leistungen.
Um ein Team zusammen zu stellen, ist es daher notwendig,
die Besonderheiten und Anforderung an die Gruppe
genau zu definieren. Unter Teamentwicklung fallen alle
Maßnahmen, die sich auf die Faktoren konzentrieren, die
eine fachlich gute und menschlich angenehme Zusammenarbeit fördern, z. B. die Förderung des »Wir-Gefühls«
oder die Aufhebung von teamstörenden Verhaltensweisen.
Teamentwicklung ist ein Veränderungsprozess, an dem die
Teammitglieder wachsen und sich entwickeln können.

© Der/die Autor(en), exklusiv lizenziert an Springer-Verlag
GmbH, DE, ein Teil von Springer Nature 2023
S. Möller, *Einfach ein gutes Team – Teambildung und
-führung in Gesundheitsberufen,* Top im Gesundheitsjob,
https://doi.org/10.1007/978-3-662-67614-1_5

5.1   Teamzusammenstellung

5.1.1 Anforderung an die Teammitglieder

Das Festlegen von Kriterien (Anforderungsprofil), die für die Arbeit bzw. die Position bedeutsam sind und eine präzise Stellenausschreibung müssen an erster Stelle stehen, wenn ein Team zusammengestellt werden soll.

> Die Auswahl der Teammitglieder sollte nach der fachlichen Qualifikation, der Persönlichkeit und der Teamfähigkeit erfolgen.

Formale **Qualifikationsmerkmale,** wie Grad der Ausbildung, Berufserfahrung und spezielle Fachkenntnisse lassen sich relativ schnell erfassen.

Personenmerkmale, wie z. B. Durchsetzungsstärke, soziale Kompetenz, emotionale Stabilität usw. können mithilfe von Arbeitsproben, Rollenspielen, Persönlichkeitstests, Assessment-Center und Einstellungsinterviews erhoben werden. Intelligenztests, Leistungstests (Konzentrationsfähigkeit, Arbeit unter Zeitdruck, Daueraufmerksamkeit, Problemlösefähigkeit) und Stressinterviews können die Auswahl ergänzen.

Auf die **Teamfähigkeit** ist ein besonderes Augenmerk zu legen, ein überzeugter Einzelkämpfer mit extrem dominantem Auftreten kann unter Umständen mit der Teamleitung konkurrieren. Achten Sie auch auf die Sprache des Bewerbers. Spricht er davon, dass er in der alten Abteilung immer alles »durchgeboxt« hat oder »das Leben ein Kampf ist« kann sich diese innere Einstellung im zukünftigen Team negativ auswirken. Deshalb ist immer zu prüfen, ob das Teammitglied mit der vorherrschenden oder gewollten Führungsart (z. B. autoritär, demokratisch, »laissez faire«) zu recht kommt.

Eine wichtige Frage, die im Auswahlprozess gestellt werden muss, ist die Frage der Passung, d. h. passt der Mitarbeiter zum Unternehmen und passt das Unternehmen zum Mitarbeiter.

Die Teamzusammensetzung kann vom völlig homogenen Team bis hin zum Team mit unterschiedlichen Persönlichkeiten variieren. Andersartigkeit kann ein Team beleben, denn dadurch ergänzen sich die einzelnen Mitglieder in den unterschiedlichen Bereichen. So gibt es Teammitglieder, die die Fachkompetenz in den Vordergrund stellen, andere das soziale Gefüge. Sie kümmern sich um die Stimmung und den Zusammenhalt im Team. Auch die Kreativen im Team sind wichtig, sie finden oft schnell Lösungsstrategien für anstehende Aufgaben oder Probleme. Häufig ergänzen sich die Teammitglieder gegenseitig und erzielen dadurch Synergieeffekte. Jedoch sind nicht nur Unterschiede sondern auch Gemeinsamkeiten wichtig. Dazu gehört auf jeden Fall eine positive Einstellung zur Teamarbeit, zur Zielerreichung und zur Aufgabenerfüllung.

> Wenn Sie in neues Team zusammenstellen investieren Sie immer in die Personalauswahl, das macht sich später bezahlt.

Achten Sie bei der Personalauswahl auch auf Ihr Gefühl und vertrauen Sie Ihrer Intuition (*»Hätte ich mich doch im Einstellungsgespräch schon auf mein Gefühl verlassen, ich habe doch geahnt, dass mit der Person etwas nicht stimmt.«*).

5.1.2 Allgemeine Arbeitsstile und Teamrollen

Verschiedene Menschen bevorzugen unterschiedliche Arbeitsstile (Margerison und McCann 1990). Jeder hat eine andere Herangehensweise an Aufgaben. So, wie jemand die Tageszeitung von hinten nach vorne liest und am Ende auch alle wesentlichen Informationen erfasst hat, gehen Menschen auch unterschiedlich an die Arbeit und die Lösung von Aufgaben heran. Oft kristallisieren sich schnell bestimmte Arbeitspräferenzen im Team heraus, die die Mitglieder aufgrund früherer Erfahrungen und ihrer Persönlichkeit übernehmen.

Arbeitspräferenzen

Im Umgang mit anderen Personen – extrovertiert oder introvertiert?

Anna ist ein extrovertierter Mensch, der sich gerne mit anderen trifft, um ihre Ideen zu besprechen. Sie entwickelt ihre Gedanken oft, während sie mit den anderen spricht. Außerdem arbeitet sie gern an mehreren Aufgaben gleichzeitig und meldet sich bei Besprechungen oft zu Wort.

Extrovertierte Mitarbeiter treten selbstsicher auf, sind kommunikativ und ständig bestrebt, ihre zwischenmenschlichen Kontakte zu erweitern. Sie sind oft die Kontaktpersonen zu anderen Stationen oder Abteilungen, da sie gute „Networker" sind. Ihre Arbeitsweise ist zügig, sie halten sich nicht lange bei Vorarbeiten auf und diskutieren nicht lange herum. Schwierigkeiten gehen sie nicht aus dem Weg.

Helene ist eher introvertiert. Sie denkt anstehende Fragen und Arbeiten zunächst selbst durch, bevor sie in den Austausch geht. Sie möchte in Gesprächen genau und fundiert Stellung nehmen können. Sie konzentriert sich lieber auf eine Aufgabe und hält sich bei Besprechungen im Hintergrund.

Introvertierte Mitarbeiter geben eher wenig von sich preis, sie wirken beständig, sind gute Zuhörer und wirklich darum bemüht, den anderen auch tatsächlich zu verstehen. Wenn sie eine Aufgabe übernehmen, sind sie in ihrem Handeln genau und zuverlässig.

Bei der Informationsbeschaffung – praktisch oder kreativ?

Andreas ist ein praktisch orientierter Mensch, der immer alle Daten und Fakten zusammen hat. Er besorgt sich systematisch Informationen für eine konkrete Aufgabe. Andreas bevorzugt bewährte Ideen und Fakten und widmet Details große Aufmerksamkeit. Er hält sich an Pläne und Vorgaben, Routinearbeit liegt ihm.

Patrick ist ein kreativer Informationssammler. Er ist zukunftsorientiert und hält permanent nach neuen Möglichkeiten und Ideen Ausschau. Vielschichtige Probleme liegen ihm und er sucht nach neuen Ansätzen. Routinearbeit langweilt ihn.

Beim Treffen von Entscheidungen – analytisch oder begründet auf Überzeugungen?

Johanna ist eher auf die Aufgabe fixiert und liebt Analysen und Klarheit. Sie sucht nach Lösungen, die sich eignen, die angestrebten Ergebnisse zu optimieren. Sie entscheidet unabhängig und kühl.

Für Maria steht der Mensch und nicht die Aufgabe im Vordergrund. Sie trifft ihre Entscheidungen oft intuitiv und aufgrund ihrer persönlichen Werte. Maria ist engagiert, liebt Harmonie und ist eher menschenbezogen.

Bei der Arbeitsorganisation – strukturiert oder flexibel?

Jan hält jeden Termin ein, er geht strukturiert vor und ist immer gut organisiert. Er bevorzugt klare und sauber gegliederte Organisationsstrukturen, um schnell zu handeln und Probleme zu lösen.

Sven reagiert flexibel und offen auf neue Informationen, verwirft Pläne und hält Termine nicht immer ein. Er ändert seine Meinung schnell, wenn neue Informationen auftauchen. Sven fühlt sich auch in der Unordnung wohl, er toleriert unklare Verhältnisse.

> Diese Arbeitspräferenzen sind nicht statisch, es gibt auch Teammitglieder, die sehr flexibel in ihrem Denken und Verhalten sind.

Häufig sind im Team folgende spezifische Rollen besetzt, die sich aus den Arbeitspräferenzen ergeben (Margerison und McCann 1990).

Verschiedene Rollen innerhalb des Team

Berater

Der Berater ist jemand, der mit Geduld Informationen beschafft und diese allgemein verständlich aufbereitet. Er nimmt sich viel Zeit, um Entscheidungen gut vorzubereiten, die andere zu treffen haben. Diese Entscheidungen überlässt er auch gern den anderen, er persönlich möchte sie nicht treffen.

Innovator

Der kreative Innovator stellt Bestehendes infrage. Dazu denkt er intensiv über neue Wege und Methoden nach. Er ist flexibel, experimentierfreudig und arbeitet gern selbstständig. In hierarchiebetonten, konservativen Firmen kann er als Querdenker leicht anecken, könnte jedoch gerade dort von hohem Nutzen sein, weil er Zukunftschancen erkennt und benennt.

Promoter

Der Promoter ist ein kontaktfreudiger, extrovertierter Typ, der gern Ideen aufnimmt und dafür Verbündete sucht. Er mag vielfältige, aufregende und stimulierende Aufgaben. Er ist weniger detailorientiert und interessiert sich eher für das große Ganze. Er kennt viele Menschen und ist ein guter Kommunikator.

Entwickler

Er ist derjenige im Team, der sich bemüht, Ideen zu verwirklichen. Der Entwickler prüft, ob Vorschläge realisierbar sind. Als objektiv denkender Realist würdigt er zwar das Kreative an Ideen, fragt aber eher danach, ob sie umsetzbar sind.

Organisator

Der Organisator gestaltet gerne die Dinge und organisiert Abläufe. Für ihn gilt: *»no problems, only opportunities«*. Als »Troubleshooter« ist er für das Team unentbehrlich. Er ist entscheidungsfreudig, bringt Prozesse in Gang, kann drängen und hat immer das Ziel im Blick. Dabei kann er jedoch Gefühle von anderen leicht übersehen.

Umsetzer

Die Rolle des systematischen Umsetzers besteht darin, das auszuführen, was das Team konzipiert und beschlossen hat. Er liebt Pläne und schätzt Effizienz. Dabei hilft ihm seine Liebe zu Ordnung und Regelmäßigkeit, er lässt Aufgaben nicht gern »in der Luft hängen«. Er ist auch dort, wo es um Routinearbeit geht, zuverlässig und standfest.

Überwacher

Der kontrollierende Überwacher will die Qualität in allen Bereichen gesichert sehen. Er vertieft sich gern ins Detail und sorgt dafür, dass alles seine Ordnung hat. Er fürchtet die Unordnung, sobald Belege fehlen oder Papiere herumflattern. Seine Arbeit verrichtet er überwiegend im Stillen. Er konzentriert sich gern intensiv auf eine Sache. Da er keine Ungenauigkeiten mag, können Konflikte mit denen entstehen, die es damit nicht so genau nehmen. Andere staunen über seine rasche Auffassungsgabe und seinen Sinn für Vollständigkeit.

Stabilisator

Für den unterstützenden Stabilisator sind Werte wichtig. Er engagiert sich für das, woran er glaubt. Zu seiner Aufgabe gehört es, die Gruppe vor Kritik von außen zu schützen, ob berechtigt oder nicht. Er sorgt für das nötige »Wir-Gefühl«. Schwächeren Teammitgliedern greift er gern unter die Arme und sorgt dadurch für Stabilität im

Team. Er wird sich eher nicht für eine ausführende Vorgesetztenposition bewerben, da er lieber im Hintergrund wirkt.

Neben diesen Teamrollen gibt es noch eine wichtige Funktion, die von einer oder mehreren Personen ausgefüllt werden kann. Es handelt sich um »**soft skills**«, die im Team verlangt werden. Diese Teammitglieder wirken als Beziehungsgestalter nach innen und als Repräsentanten des Teams nach außen.

… Mutter der Nation …

Angelika Braun, 34 J., medizinische Fachangestellte in einer großen orthopädischen Praxis: *»Früher war ich im Team immer die »Mutter der Nation«, ich habe alle unterstützt und oft die Arbeit der Kolleginnen mitgemacht. Das hat mich total ausgelaugt und ich war immer die Letzte, die abends die Praxis verlassen hat. Diese Rolle habe ich abgelegt. Heute habe ich ein klares Arbeitskonzept und helfe und unterstütze gerne, wenn ich von den anderen Teammitgliedern darum gebeten werde und es zeitlich passt.«.*

Die Teamrollen sind relativ stabil, können sich jedoch durch neue berufliche Herausforderungen und die persönliche Entwicklung im Laufe der Jahre ändern. Alle Arbeitsstile bzw. Arbeitspräferenzen sind für eine erfolgreiche Teamarbeit nötig (Margerison und McCann 1990). Man braucht einen guten „Networker", der Kontakte knüpft und immer gut informiert ist, einen Fachmann, der über ein umfangreiches Expertenwissen verfügt, einen Macher, der „anpackt", einen Vermittler, der verhandeln kann und ggf. gute Kompromisse findet und jemanden, der alles koordiniert und auf das Team und die Zusammenarbeit achtet.

5.1.3 Anforderung an den Teamleiter

Führung ist Vorbild in Handlung und Haltung. (Peter Zürn)

Stokes (1994) ermittelte in der Untersuchung über das Unbewusste in Organisationen zwei wesentliche Bedürfnisse von Teammitgliedern:

- Das Bedürfnis nach Teamzugehörigkeit.
- Das Bedürfnis als eigenständiges Individuum wahrgenommen zu werden.

Diesen beiden Grundbedürfnissen müssen sich Teamleiter stets bewusst sein, wenn sie ihr Team gut führen wollen.

Von einer Führungskraft wird erwartet, dass sie die Mitarbeiter führt, die Qualität sichert und die notwendigen Rahmenbedingungen für ein gutes Arbeiten bereitstellt. Zu den Rahmenbedingungen zählen sowohl materielle (z. B. Finanzen oder Räumlichkeiten) als auch immaterielle Ressourcen (z. B. zündende Ideen).

Um diese Aufgaben bewältigen zu können, sind eine ganze Reihe von **Kernkompetenzen** notwendig, wie z. B. Authentizität, Klarheit, Achtsamkeit, Vertrauen, Flexibilität im Verhalten und Denken, Fairness, Transparenz, Anerkennung, Ehrlichkeit, Glaubwürdigkeit und Zugang zu den eigenen Gefühlen sowie Mut und Vertrauen in die eigenen Fähigkeiten. Führung zu übernehmen und Vorbild zu sein, heißt Verantwortung für das eigene Verhalten zu übernehmen.

Einige dieser Kernkompetenzen sollen besondere Erwähnung finden. Kompetentes Führen setzt eine authentische (echt, glaubwürdig, ehrlich) Persönlichkeit voraus (Goffee und Jones 2006).

Nach Wunderer (2009) sind **Misserfolgsfaktoren der Mitarbeiterführung**:

- mangelnde Selbstbeherrschung (Affektivität, Hassgefühle),
- Labilität,
- fehlende Kontaktfähigkeit und Kontaktbereitschaft,
- Überforderung anderer,
- Pedanterie und Perfektionismus,
- Übertragung der eigenen Unausgeglichenheit auf die Mitarbeiter.

Führung wird erleichtert durch:
- Kommunikationsfähigkeit,
- Motivation,
- Optimismus,
- Resilienz (psychische Widerstandskraft)
- Verantwortungsbereitschaft,
- Humor.

Mitarbeiter möchten anständig und respektvoll behandelt werden. Auch das Vertrauen in sie, das sie Dinge richtig machen, ist wichtig. Sie möchten als Person wahrgenommen werden, auf die es ankommt und die ihre Arbeit als sinnvoll erlebt und mitdenkt (Sprenger 2015).

Aus dem Gebot des Anstands formuliert Sprenger (2015) fünf Prinzipien als Handlungsempfehlungen für den Umgang mit Mitarbeitern:

1. Betrachte Mitarbeiter nicht als bloße Mittel!
2. Behandle Mitarbeiter nicht wie Kinder!
3. Versuche nicht, Menschen zu verbessern!
4. Verletze nicht die Autonomie der Mitarbeiter!
5. Bezeichne nichts als alternativlos!

Diese erleichternden Faktoren kann man unter soziale Kompetenz zusammen fassen. Neben der Fach- und Methodenkompetenz spielt die Sozialkompetenz die entscheidende Rolle im Führungswesen. So konnte Tewes (2002) in ihrer Untersuchung nachweisen, dass Teammitglieder nicht eigenverantwortlich arbeiten können, wenn ihre Leitung nicht über Sozialkompetenz verfügt.

Soziale Kompetenz

Soziale Kompetenz bedeutet, sich auf wechselnde soziale Situationen einzustellen und sich situationsadäquat verhalten zu können. Des Weiteren gehört dazu Sensibilität, das beinhaltet Probleme wahrzunehmen, die Gefühle und Bedürfnisse anderer zu erkennen und sie im Handeln zu berücksichtigen. Soziale Kompetenz heißt auch, mit anderen Menschen angemessen kommunizieren und in Kontakt treten zu können, z. B. ein Gespräch beginnen, eigene Absichten offen legen und zuhören können. Auch die Kooperationsbereitschaft gehört dazu (bei Schwierigkeiten helfen, Erfolgserlebnisse teilen). Zur sozialen Kompetenz zählt weiterhin, andere ausreichend und rechtzeitig über das zu informieren, was für diese Aufgabe wichtig ist. Besonders bedeutsam ist darüber hinaus die Selbstkontrolle, z. B. auf Angriffe anderer nicht aggressiv zu reagieren und mit eigenen Stimmungen und Emotionen kontrolliert umzugehen (Goleman 2003).

Vertrauen

Stelle niemanden ein, dem du misstraust. Misstraue niemandem, den du eingestellt hast. (aus China)

Sprenger (2002) weist darauf hin, dass ein Mensch unter Vertrauensbeziehungen »aufblüht«. Auch das zur Verfügung stellen unkontrollierter Handlungsspielräume hat einen positiven Einfluss. Wenn der Mitarbeiter die Freiheit hat, seine Handlungen selbst wählen zu können, erzeugt das Interesse und Verantwortungsübernahme. Ohne Vertrauen entsteht keine Motivation, die dauerhaft und belastbar ist.

Teamleitungen, die ihren Teammitgliedern misstrauen, verunsichern die Teammitglieder, das erhöht die Angst und führt zu vermehrten Fehlern (Tewes 2002). Auch wenn sich die Teammitglieder untereinander vertrauen und sich sicher fühlen, können sie ihre Arbeit effizienter erledigen.

Besonders Führungskräfte, die überverantwortlich sind, neigen dazu, alles so gut wie möglich zu kontrollieren, das können Situationen, Emotionen, Mitarbeiter, Arbeitsabläufe und Ergebnisse sein. Ihr Motto ist: »*Vertrauen ist gut, Kontrolle ist besser.*«. Betrachten Sie diesen Satz einmal anders herum: »*Kontrolle ist gut, Vertrauen ist besser!*«. Oft ist dieses Verhalten angstmotiviert. Angst führt zu einem stärkeren Bedürfnis nach Kontrolle, d. h. Gefahren und Risiken möglichst klein zu halten. Vertrauen führt uns zu etwas oder jemandem hin, Angst führt uns von etwas oder jemandem weg.

Covey (2009) beschäftigt sich damit, wie sich Vertrauen positiv auf unser berufliches und privates Leben auswirkt. Wie können wir Probleme lösen, die wir durch unser Verhalten selbst heraufbeschworen haben.

Seine 13 Vertrauensregeln für Beziehungsvertrauen lauten:

- Ehrlich sein,
- Respekt zeigen,
- Transparenz schaffen,

- Fehler wiedergutmachen,
- loyal sein,
- Ergebnisse liefern,
- sich verbessern,
- sich der Realität stellen,
- Erwartungen klären,
- Verantwortung übernehmen,
- erst zuhören,
- Versprechen halten,
- anderen Vertrauen schenken.

Der Autor sieht Vertrauen als die Schlüsselkompetenz für alle Führungskräfte in unserer globalen Wirtschaft (Covey 2009).

Praxistipp

Lesen Sie als aufgeklärte Führungskräfte doch einmal das Buch: Worauf muss Führung basieren? Vertrauen führt (Sprenger 2002).

Konsequenz

Das Verhalten einer Führungskraft muss konsequent und voraussehbar sein. Ist das Verhalten verwirrend und inkonsistent, fällt es Menschen schwer, dem Vorgesetzten zu vertrauen. Mitarbeiter müssen sich darauf verlassen können, dass Vorgesetzte in vergleichbaren Situationen vergleichbar handeln (Sprenger 2002).

Fairness

Fairness zählt zu den wichtigsten Führungskompetenzen. Eine Ungleichbehandlung von Mitarbeitern, das Vorziehen von »Lieblingen« ist auf Dauer gesehen ein großer

Führungsfehler. Teammitglieder, die sich zurückgesetzt oder unfair behandelt fühlen, sind innerlich aufgewühlt, schalten ab oder rächen sich (Reinker 2007).

Wertschätzung

Das Wertschätzen und Loben von Mitarbeitern muss zu den stärksten Führungsinstrumenten der Personalentwicklung gezählt werden. Obwohl sich diese Methoden sehr bewährt haben, kommen sie im Gesundheitswesen selten zum Einsatz. Mitarbeiter fühlen sich nicht gesehen und Vorgesetzte nehmen oft nicht wahr, welche Anstrengungen, Überstunden etc. sie auf sich nehmen, um ihre Aufgaben zu erledigen, eine gute Arbeit zu machen und die Patienten bestmöglich zu versorgen. Gezielte positive Feedbacks motivieren nicht nur Mitarbeiter, sondern schaffen auch ein gutes Arbeitsklima. Einen negativen Effekt hat undifferenzierte Wertschätzung Wenn ein Vorgesetzter z. B. die ganze Person lobt im Sinne von: *»Sie sind meine beste Mitarbeiterin.«* und nicht spezifisches, lobenswertes Verhalten: *»In dieser schwierigen Situation mit Herrn Meyer haben Sie brillant reagiert!«*. Lob und Anerkennung sollten konkrete Leistungsergebnisse hervorheben (Nerdinger 2003).

Achten Sie beim Loben auch hier auf Ihre Sprache. Worte wirken und schaffen Wirklichkeit. Die meisten Menschen sprechen mehr, als sie schreiben. Wenn sie aufschreiben müssten, was sie bewerten, würden sie vielleicht schreiben: *»Eine sehr gute Leistung.«* oder *»Frau X hat eine gute und solide Arbeit abgeliefert.«*. Ausgesprochen hört es sich oft so an: *»Gar nicht so übel.«* oder *»Keine schlechte Leistung.«*. In Teams werden diese Sätze oft nicht bewusst wahrgenommen, sie entfalten jedoch ihre Wirkung. Sprechen Sie positiv, wenn sie jemanden bewerten.

So schaffen Sie eine positive Stimmung im Team und ein gutes Arbeitsklima.

Klärung von Erwartungshaltungen

Teamleiter, die ihre Erwartungshaltung ihren Teammitgliedern gegenüber nicht klar formulieren, verunsichern ihre Teammitglieder. Gerade Frauen in Führungspositionen neigen dazu, sich äußerst höflich und vorsichtig auszudrücken. Das birgt ein hohes Potenzial an Missverständnissen. Nicht untypisch für Frauen sind Formulierungen, wie: »*Würden Sie mal wieder bitte bei Gelegenheit ...*«. Prägnanter ist der Satz: »*Ich erwarte von Ihnen, das ...*«. Dieser Satz klingt zwar härter, schafft aber deutlich mehr Klarheit und dadurch Sicherheit aufseiten des Teammitglieds.

Vorbild sein

Eine Führungskraft zeichnet sich durch Glaubwürdigkeit, Integrität und Authentizität aus.

Viele Teammitglieder lernen durch Modelle und imitieren ihre Vorgesetzten häufiger, als diese erwarten würden. Eine Teamleiterin wird z. B. unglaubwürdig, wenn sie von ihren Teammitgliedern Pünktlichkeit verlangt, selbst aber immer zu spät kommt. Eine integere Führungskraft versteht es, das Gesagte mit dem eigenen Handeln in Einklang zu bringen, d. h. zwischen Reden und Tun besteht eine ausgesprochen hohe Übereinstimmung, auch Kongruenz genannt.

Geschlechterspezifische Lernziele

Was Frauen in Führungspositionen im Gesundheitswesen oft noch lernen sollen:

- Understatement überwinden!
- Klarer delegieren!
- Mehr Durchsetzungsvermögen zeigen!

Was Männer in Führungspositionen von Frauen lernen können:

- Transparenter zu kommunizieren.
- Ihre Führung stärker an ihren Mitarbeitern ausrichten.
- Konflikte pro aktiv angehen (Topf und Gawrich 2005).

Meuselbach (2015) vermittelt humorvoll, anhand von vielen praxisnahen Beispielen, welche Strategien für Frauen, die eine Führungsposition anstreben oder bereits in einer Leitungsposition arbeiten, hilfreich sind. Hier geht es nicht um die Kopie männlichen Verhaltens, sondern um strategisches Verhalten und bewusste Entscheidungen als weibliche Führungskraft. »Erfolgreiche Frauen kennen die männlichen Spielregeln und können sie bei Bedarf anwenden«.

Treffen von Entscheidungen

Es ist prinzipiell hilfreich Teammitglieder in bestimmte Entscheidungen mit einzubinden, manche Entscheidungen müssen jedoch allein getroffen werden. Das Treffen von Entscheidungen gehört zu den Hauptaufgaben von Führungskräften (Taylor 2005).

Rationale Intelligenz allein reicht nicht aus

Bisher wurde immer auf die rationale Intelligenz, die Logik, verwiesen. Das reicht im modernen Management nicht mehr aus.

> Heute muss eine Führungskraft über emotionale Intelligenz, moralische Intelligenz und kulturelle Intelligenz verfügen (Tewes 2009).

Auf diesen Umstand macht auch Oppelt (2004) aufmerksam, gefordert sei eine Führung, die mit allen Sinnen denkt.

Emotionale Intelligenz ist eine Schlüsselfunktion

Emotionale Intelligenz beinhaltet nach Goleman (2003) sowohl persönliche als auch soziale Kompetenzen. Zu den persönlichen Kompetenzen zählen: Die Selbstwahrnehmung sowie das Selbstmanagement (Top im Job: Und jetzt Sie). Soziale Kompetenz meint hier sowohl soziales Bewusstsein als auch Beziehungsmanagement. Emotionale Intelligenz ist die Fähigkeit, ebenso mit den eigenen wie auch mit den Gefühlen anderer effektiv umgehen zu können. Das ist eine Voraussetzung um überhaupt Beziehungen aufbauen und dauerhaft erhalten zu können.

Moralische Intelligenz zahlt sich aus

Lennick und Kiel (2006) fanden heraus, dass moralische Dummheit auf Führungsebene kostenintensiv für das Unternehmen ist. Führungskräfte, die sich ihrer eigenen Werte bewusst sind und diese auch leben, sind langfristig am Markt erfolgreicher, als moralisch Dumme.

Müller (2001) spricht hier vom »Moral-plus-Effekt«. Zu einer moralischen Grundhaltung zählen: Integrität, Verantwortungsbewusstsein, Mitgefühl und die Fähigkeit zu verzeihen.

Kulturelle Intelligenz bringt neue Lösungen

Ein notwendiger Quantensprung im Führungsgeschäft liegt im Abschied von allein auf Logik ausgerichteten Führungskonzepten. Müller (2001) spricht vom »global brain« eines Unternehmens, dass es anzuzapfen gilt. So produziert eine Organisation nicht nur Probleme, sondern auch Lösungen. Um den Blick für Lösungen zu stärken, müssen sich Führungskräfte zukünftig mit ihrer Unternehmenskultur beschäftigen. Hier findet sich der kollektive Geist, der kreative Antworten und konstruktive Strategien bereitstellt. Führungskräften, denen es gelingt, in dieses Feld einzutauchen können mit etwas Übung Muster erkennen, die Lösungen bieten. Dazu ist es notwendig, dass Kontrollbedürfnis zu reduzieren und auf die Antworten im System zu vertrauen. Hierfür hat Müller (2001) ein spezielles Trainingssystem entwickelt, welches sie »code for change« nennt.

Führungskompetenz

Die Entwicklung von Führungskompetenz ist ein lebenslanger, dynamischer Prozess. Um die eigene Führungskompetenz weiter zu entwickeln, empfehlen sich Mentoring, Coaching, Supervision, Persönlichkeitstraining und Führungskräftetraining. Hier wird neben der Methoden-, Handlungs- und Entscheidungskompetenz insbesondere die Selbstkompetenz weiterentwickelt. Dazu gehört der Umgang mit den eigenen Emotionen, die realistische Selbsteinschätzung und das Erkennen, welche Werte und Motive das persönliche Handeln leiten. Auch die Reflexion der eigenen Annahmen (*»Was ist förderlich und was nicht.«*) wird thematisiert. Selbstkompetenz setzt voraus, dass man sich seiner eigenen Grenzen bewusst ist und seine Stärken und Schwächen kennt.

Marie Manthey entwickelte in den 1970er Jahren ein spezielles Trainingsprogramm für Leitungskräfte aus dem Gesundheitswesen. »Leading an Empowered Organization (LEO) – Inspiring Ownership for Excellence« (Creative Healthcare Management 2008) ist ein 3-tägiges Programm und findet seit Jahren in Deutschland und vielen anderen Ländern Anerkennung. Inhaltlich werden folgende Themen bearbeitet: Herausforderungen an Führung und Management, Erwartungen an Mitarbeiter, Verantwortung, Autorität und Rechenschaft, Problemlösungsprozesse, Konsensbildung, Beziehungsmanagement, ungesunde Verhaltensweisen im Führungsalltag, Interdependenz, Risikobereitschaft und der Umgang mit Bestrafung und positiver Disziplin. In diesem Training lernen die Teilnehmer auch viel voneinander. Pflegedirektoren, Klinikleitungen, Pflegedienstleitungen und niedergelassene Ärzte kommen hier zusammen und tauschen sich aus. Auch als Methode der Problemlösung eignet sich das LEO-Training (Tewes 2011). Seit acht Jahren wird das LEO-Training erfolgreich in Deutschland angeboten (http://www.crown-coaching.de).

Gute Teamleitung

Ein guter Teamleiter achtet darauf, dass

- seine Worte verbindlich sind,
- seine Worte auch mit seinen Taten übereinstimmen,
- er den Mitarbeitern Vertrauen signalisiert,
- er für gute Arbeitsbedingungen sorgt,

- er sein Team unterstützt,
- er Leistungen anerkennt und Lob ausspricht (Wertschätzung),
- er einen Rahmen vorgibt, in welchem die Freiheit und Entscheidungsspielräume der Mitarbeiter klar definiert sind,
- er Entscheidungen zeitnah fällt.

Im Rahmen einer Teamentwicklungsintervention konnte gezeigt werden, wie wichtig die Rolle des Teamleiters ist (Barett et al. 2009). Ursachen für Konflikte im Team sind häufig eine schwache Führung und das Fehlen von klar definierten Aufgaben und Erwartungen. Wichtig für ein effektives Team ist ein Leiter, der Vertrauen untereinander aufbaut, Rollen und Zuständigkeiten im Team klar definiert, das Team in die Entscheidungsfindung mit einbezieht und jedem Verantwortung überträgt.

... Chaos oder Pedanterie ...

Stellen Sie sich vor, Sie übernehmen die Teamleitung der Praxis, in der Kerstin Schwarz und Christa Ottken tätig sind (Abschn. 4.3). Schon zu Beginn beobachten Sie, dass die beiden Frauen mit ihren unterschiedlichen Arbeitsstilen immer wieder aneinander geraten. Was können Sie tun, wie können Sie vorgehen? Überlegen Sie kurz für sich, welche positiven Aspekte beide Arbeitsstile haben und notieren Sie diese.

Eine mögliche Lösung wird hier exemplarisch dargestellt:

Suchen Sie als Leitung möglichst frühzeitig das Gespräch mit Frau Schwarz und Frau Ottken. In einem offenen und freundlichen Gespräch kommen auch gute Gedanken. Gehen Sie als Leitung schrittweise und mit Ruhe und Besonnenheit an die Sache heran, da es sich um ein zwischenmenschliches Problem handelt und nicht die Arbeitsleistung betrifft. Beide Frauen erledigen auf ihre eigene Art die Arbeit. Führen Sie zunächst Einzelgespräche mit den Beteiligten, um zu erfahren, welche Arbeit ihnen am meisten liegt und Spaß macht und wo sich beide evtl. ergänzen können. Hier lässt sich vielleicht schon einiges entzerren. Der Ansturm der Patienten morgens um 8.00 Uhr und die Notfälle sind für Kerstin Schwarz eine Herausforderung, für Christa Ottken ein Horror. Sie liebt es, die Abrechnung zu machen und nach Termin die Patienten zur Bestrahlung anzuschließen, das findet Kerstin Schwarz langweilig. Hier kann bezüglich der Arbeitseinteilung schon einiges geändert werden.

Stellen Sie offene Fragen wie: »*Welche Möglichkeiten sehen Sie, ...*«, »*Welche Erwartung haben Sie ...*«, »*Wo können Sie sich gegenseitig ergänzen?*«, »*Wie können Sie voneinander profitieren?*«. Diese lösungsorientierten offenen Fragen helfen, die verhärteten Positionen beider Kolleginnen aufzuweichen, denn welcher Arbeitsstil der bessere ist, ist nicht zielführend für die tägliche Arbeit.

Der zweite Schritt wäre dann ein Gespräch mit beiden Frauen zusammen zu führen. Stellen Sie als Leitung die positiven Aspekte beider Arbeitsstile heraus, wie z. B. »*Spontanität ist auch immer ein Zeichen von Flexibilität, d. h., dass gerade in Situationen, die chaotisch sind, wo alles drunter und drüber geht, diese Person ein größeres Repertoire an Verhaltensmöglichkeiten hat. Umgekehrt spart eine gewisse Ordnung und Planung viel Zeit und macht auch Spaß, da die Dinge viel schneller vom Tisch sind und man den Kopf für andere Dinge frei hat.*« Erarbeiten Sie gemeinsam mit Frau Schwarz und Frau Ottken ein Ergebnis, hinter dem beide Kolleginnen stehen, denn nur das hat eine positive Langzeitwirkung.

5.2   Phasen der Teamentwicklung

Solange es ein Ziel gibt, kann nichts schief gehen. (Swahili)

Es gibt diverse Modelle, die aufzeigen, wie sich Teams über die Zeit entwickeln. Das Hauptaugenmerk liegt auf der Veränderung der Gruppe vom ersten Zusammentreffen bis zum Ende der Arbeitsaufgabe. Für Teamleiter ist es hilfreich diese Entwicklungsphasen bzw. -prozesse zu kennen und dieses Wissen zu nutzen, um Teamprozesse zu steuern. So kann schon im Vorfeld positiv auf das Teamklima eingewirkt werden. Viele Prozesse im Team sind normal und vorhersehbar. Manche Entwicklungen sind vergleichbar mit anderen Gruppen. Aber es gibt nicht »das richtige Modell« und die Entwicklung von Teams läuft auch nicht immer gleich ab. Die Phasenmodelle stellen für neue Teamleiter eine gute Hilfe dar, um einen Überblick zu bekommen, wo sich die Gruppe befindet oder wo sie nicht weiter kommt.

Es gibt Gruppen, die von Anfang an gut harmonieren und zusammenarbeiten, so kann es sein, dass Gruppen nur sehr kurz in einer Phase sind oder Phasen übersprungen werden. Wichtig bei ganz neu zusammengestellten Teams ist die Phase des gegenseitigen Abtastens und Kennenlernens.

Im Folgenden werden linearprogressive Modelle vorgestellt. Sie haben alle gemeinsam, dass sich das Team in einer bestimmten Ordnung von einer Phase zur nächsten entwickelt.

5.2.1 Phasenmodell nach Tuckman

Ein Klassiker der Gruppenpsychologie ist das 4-Phasen-Modell von Bruce W. Tuckman (1965), das Anfang der

1970er Jahre in Zusammenarbeit mit Mary Ann Jensen um eine fünfte Phase erweitert wurde (Rosini 1996):

- Forming – Formierungsphase,
- Storming – Konfliktphase,
- Norming – Normierungsphase,
- Performing – Arbeitsphase,
- Adjourning – Auflösungsphase.

Forming

In der Formingphase findet ein erstes Abtasten statt: Welche Verhaltensmuster werden von der Gruppe akzeptiert, welche nicht? Es ist die erste Phase der Gruppenbildung und Ausformung. Es findet der erste Meinungsaustausch statt, und jedes Mitglied versucht, seinen Platz zu finden. Diese Phase ist von Unsicherheit und Höflichkeit gekennzeichnet. Gruppenmitglieder tendieren dazu, sich an einem möglichen Führer oder an schon bestehende Normen anzulehnen. Sie versuchen sich am Gruppenziel zu orientieren. In dieser Phase ist es wichtig zu wissen, dass sich die Mitglieder am Leiter orientieren und von ihm Struktur und Sicherheit benötigen.

Storming

Dieses ist die Konfliktphase, hier kommt es zu ersten Auseinandersetzungen um Macht und Einfluss in der Gruppe. Es entwickeln sich Konflikte zwischen den Mitgliedern und zum Teamleiter. Untergruppen entstehen, einzelne Mitglieder widersetzen sich den bestehenden Normen, lehnen mögliche Führer ab. Widerstände gegen das Gruppenziel und die gestellte Aufgabe entwickeln sich. Verpflichtungen zur Erfüllung der Gruppenaufgabe werden als Einschränkung der persönlichen Freiheit erlebt. In dieser Phase braucht der Leiter nicht an seiner Leitungsfähigkeit zu zweifeln, sondern er sollte im Auge behalten, dass ein Storming normal ist und zur Gruppenentwicklung gehört.

Norming

Hier stehen die Entwicklung von Gruppenstandards und die Bildung von Normen im Vordergrund. In der Gruppe entwickelt sich ein Gruppenzusammenhalt (»Wir-Gefühl«) und eine gegenseitige Akzeptanz. Die Mitglieder haben nun gemeinsame Vorstellungen darüber, wie es in der Gruppe zugehen sollte und wie nicht. Diese Phase ist für den Teamleiter sehr angenehm.

Performing

Jetzt ist ein Team in der Lage, sich effektiv um seine Aufgaben zu kümmern. Diese Phase ist durch Anerkennung, Akzeptanz und Wertschätzung gekennzeichnet. Das Team hat für sich selbst Verantwortung übernommen und es steht die inhaltliche Arbeit im Vordergrund. Die Rollenbeziehungen werden akzeptiert, gefestigt und im Sinne der Aufgabe genutzt. Dadurch werden die Erreichung des Gruppenziels und die Lösung von Gruppenproblemen möglich. Zur Lösung der Gruppenaufgabe erfolgt ein offener Informationsaustausch zwischen den Mitgliedern, wobei jeder der Gruppe seine individuellen Ressourcen zur Verfügung stellt.

Adjourning

Auflösungsphase, das Team geht auseinander.

Tuckmans Modell suggeriert einen Automatismus. Er geht jedoch von der Annahme aus, dass die einzelnen Phasen nicht alle zwingend durchlaufen werden müssen, sondern dass Gruppen auch Phasen überspringen können. Auch die Dauer der einzelnen Phasen kann variieren. Gruppen können auch in einer Phase stecken bleiben, d. h. es gibt Gruppen, die nie die Arbeitsphase erreichen und sich »totdiskutieren«. Auch neue Aufgaben, neue Gruppenmitglieder oder eine geringe Kontaktintensität können bewirken, dass eine Gruppe die verschiedenen Phasen erneut durchläuft. Wie ausgeprägt und andauernd diese Phasen sind, ist von Gruppe zu Gruppe verschieden.

Besonderheit in den einzelnen Teamentwicklungsphasen

In jeder Phase der Teamentwicklung gibt es Besonderheiten, die hier exemplarisch an Hand des Modells von Tuckman dargestellt werden. Es sind oft dieselben Themen, mit denen sich die Teammitglieder und der Teamleiter auseinander setzen müssen.

Forming

… Frau Süß passt gut ins Team …

Auf der HNO-Station soll eine neue Kollegin aus der Gynäkologie das Team ergänzen. Die Stationsleitung Frau Renner informiert ihr Team bei einer Stationsbesprechung über den bevorstehenden Wechsel. Sie gibt klar zu verstehen, dass sie davon überzeugt ist, das Pflegerin Anita

Süß hervorragend in das Team passt und fordert alle Teammitglieder auf, der »Neuen« den Einstieg so einfach wie möglich zu machen und organisiert sogleich eine Mentorin für deren Einarbeitung.

Da diese Phase von Unsicherheit und Konzentration auf gewohnte Rollen und Verhaltensweisen gekennzeichnet ist, passiert es häufig, dass Teams dazu neigen, Zusammenhalt durch Ausschluss von Andersartigkeit zu erreichen *(»Die passt nicht zu uns.«)*. Damit müssen sie sich nicht mit der Andersartigkeit auseinander setzen. Da Vorurteilen in Anfangsphasen oft besonderes Gewicht beigemessen wird, ist hier Vorsicht geboten.

Im HNO-Team aus dem obigen Beispiel ließ die Stationsleitung von Anfang an keinen Zweifel daran, dass die neue Kollegin ins Team passt. Da sich die Teammitglieder in dieser Phase stark an der Leitung orientieren, kommt ihrer Meinung hier besondere Bedeutung zu. Das Vorgeben klarer Strukturen und das Signalisieren von Sicherheit durch die Leitung fördert ihre Akzeptanz im Team. Anfängliche Erfolge erleichtern die spätere Zusammenarbeit.

Anforderungen an den Teamleiter

Vom Team wird in dieser Phase erwartet, dass der Teamleiter führt und anleitet. Der Teamleiter muss klare und eindeutige Strukturen anbieten, sozusagen einen Rahmen geben. Außerdem muss er unterstützen, ermuntern und informieren. Dadurch werden Unsicherheiten im Team abgebaut und das Zusammengehörigkeitsgefühl gefördert. Neben der Struktur ist es zusätzlich wichtig, den Teammitgliedern Aufmerksamkeit zu schenken, sie wollen wahrgenommen werden. Das bezieht sich nicht nur auf die Person, sondern auch auf die Arbeit.

> Vergessen Sie keine Person in ihrem Team und sprechen
> Sie auch die stillen Mitglieder im Team an.

In dieser Phase ist es wichtig mit einem vertrauens-
vollen Grundgefühl und einem freundlichen Verhalten
auf die Gruppe zuzugehen. Die Gruppe spürt, wenn die
Einstellung des Leiters von Misstrauen geprägt ist, das
blockiert die weitere Entwicklung extrem.

Storming

... Rollenkonflikte und informelle Führer ...

Paula Gerken ist MPG-Beauftragte und für alle Geräte
auf Station und für die Einweisung der Kollegen an
diesen Geräten zuständig. Ihr Kollege Thorsten Kreuzer,
der technisch sehr interessiert ist und Details liebt, über-
schreitet immer wieder seine Kompetenzen, indem er die
Kollegen in die Handhabung der Geräte (z. B. Spritzen-
pumpe) einweist. Als Frau Gerken längere Zeit krank ist,
übernimmt er ungefragt ihren Aufgabenbereich. Das hat
zur Folge, dass die Kollegen, obwohl Frau Gerken wieder
da ist, nur noch ihn ansprechen und ihm auch das entsprechende positive Feedback geben (*»Du machst das viel
besser als Paula.«, »Du hast so eine tolle Art technische Dinge
zu erklären.«*). Thorsten Kreuzer fühlt sich in seinem Verhalten bestätigt.

Auf den ersten Blick gibt es hier oft Auseinandersetzungen auf der Sachebene, auf den zweiten Blick
handelt es sich jedoch um Kontroversen auf der
Beziehungsebene. Es geht nicht um die Sache, es geht
um Macht und Anerkennung. Konflikte, Meinungsverschiedenheiten und Positionskämpfe sind in dieser
Phase völlig normal. Wichtig ist, dass sie geklärt werden

und es keinen Gewinner und Verlierer gibt. Zudem ist es unabdingbar eine Vertrauensbasis aufzubauen und Regeln für ein faires Miteinander aufzustellen. Je besser sich die Teammitglieder kennen, desto eher können sie Kollegen mit Eigenarten akzeptieren und von alten Rollen loslassen.

Dieser Phase ist von Rollenkonflikten geprägt. Insbesondere wenn die Aufgaben der Teammitglieder nicht klar definiert sind oder nicht von allen akzeptiert werden: *»Dafür wäre doch Thomas viel besser geeignet gewesen.«.* Ein ganz besonderer, nicht zu unterschätzender Rollenkonflikt tritt auf, wenn ein Teammitglied die Teamleitung für unfähig hält und sich selbst zum informellen Führer erhebt: *»Da könnt ihr ruhig mich fragen.«* (selbsternannter Experte) oder wenn die Gruppe formuliert: *»Da fragen wir lieber Monika, die hat viel mehr Ahnung als unsere Leitung!«.* Besonders viele Konflikte treten auf, wenn es in der Gruppe einen oder mehrere informelle Führer gibt. Dann sind Machtkämpfe vorprogrammiert, welche zu konkurrierenden Untergruppen führen, die ihre jeweiligen Kandidaten unterstützen. Dem Teamleiter muss bewusst sein, dass Macht und Einfluss in dieser Phase eine zentrale Rolle spielen. Er sollte auf jeden Fall seinen eigenen Anteil an den Konflikten reflektieren.

Anforderungen an den Teamleiter

Auf der einen Seite muss der Teamleiter in dieser Phase aushalten können, dass er selbst kritisiert wird, seine Autorität wird angezweifelt und die fachlichen und sozialen Fähigkeiten werden kritisch beäugt. Auf der anderen Seite muss er auch den Mut zu einem konfrontierenden Wort finden, hier ist Authentizität und ein gutes Konfliktmanagement gefordert. Das Verhalten des Teamleiters muss immer eindeutig sein.

Norming

Nach und nach öffnen sich die Teammitglieder. Das Streben nach Harmonie ist groß. In dieser Phase beginnt die Gruppe sich selbst zu steuern, nun entsteht ein positives Gemeinschaftsgefühl innerhalb der Gruppe. Es bilden sich gemeinsame Regeln und Normen heraus und die Gruppe vermittelt den Teammitgliedern Sicherheit, das »Wir-Gefühl« entsteht. In dieser Phase ist es deshalb verlockend, Konflikte »unter den Teppich« zu kehren.

… Wir sind ein Team …

In einem Labor gab es immer wieder Probleme mit der Ordnung. Die für die tägliche Arbeit benötigten Sachen lagen nicht an ihrem Platz und so wurde die Arbeit immer wieder durch ein freundliches Fragen und anschließendes Suchen unterbrochen. Kein Teammitglied sprach dieses Thema so richtig an.

Das Beispiel ist für diese Phase typisch, da die Gruppenmitglieder oft glauben, dass höfliche Umgangsformen und Konfrontation einander ausschließen (*»Das kann ich doch nicht ansprechen, wir verstehen uns doch hier im Labor alle so gut.«, »Ach, so schlimm ist das doch gar nicht.«*).

Jede Zusammenarbeit verursacht hin und wieder Probleme. Wird dieses nicht mit den Personen geklärt, die betroffen sind, bleibt das Team in dieser Phase stecken und kann sich nicht weiterentwickeln. Die Unordentlichkeit einzelner Teammitglieder in dem Laborbeispiel muss angesprochen werden, da es die Arbeit aller im Laborteam behindert. Durch Auseinandersetzung entsteht auch Intimität, dadurch das Konflikte angesprochen und geklärt werden, lernen sich die Teammitglieder wieder ein Stück besser kennen.

Anforderungen an den Teamleiter

In dieser Phase ist Klarheit wichtig. Oft dient der Team-leiter als Modell, wie spricht er Probleme an und wie geht er mit Konflikten um. Wichtig ist hier, dass trotz aller Harmonie und »Wir-Gefühl« Passivität oder »Probleme-unter-den-Teppich-kehren« nie langfristig zum Erfolg führen. Auseinandersetzungen und Schwierigkeiten gehören genauso zum Teamalltag wie eine gute Stimmung. Das positive Gemeinschaftsgefühl wird durch kleine Gesten und Aufmerksamkeiten des Teamleiters gefördert, z. B. außer der Reihe Eis, Süßigkeiten oder Obst mit-zubringen. Ihrer Phantasie sind hierbei keine Grenzen gesetzt.

Performing

… Station 3 lernt es nie! …

Im Rahmen der Einführung von Case Management wurden für die Innere Abteilung eines Krankenhauses sog. Behandlungspfade entwickelt. Mit der Einhaltung solcher Behandlungspfade sollte die mittlere Verweil-dauer eingehalten werden, um kosteneffizient zu arbeiten. Auf Station 7 kommen die Behandlungspfade häufig zum Einsatz, was sich positiv auf die Verweildauer auswirkt. Während es auf Station 3 immer wieder zu verlängerten Liegezeiten kommt, die letztlich kostenintensiv sind. Während das Team der Station 7 das Team der Station 3 für unfähig hält, beklagt sich das Team der Station 3: *»Station 7 hat nur die leichten Fälle und wir die schweren, zeitintensiven, komplikationsträchtigen…«.*

Im obigen Beispiel kommt es zu einer Überbewertung der eigenen Gruppe in Abgrenzung von der anderen. Dies ist typisch für die Performingphase.

Anforderungen an den Teamleiter

In dieser Hauptarbeitsphase muss der Teamleiter über gute Problemlösungstechniken verfügen, wenn Störungen auftreten. Unterbinden Sie »Höhenflüge« ihres Teams, die auf Kosten von anderen Teams gehen. Der Teamleiter selbst sollte natürlich auch alles unterlassen, was dieses Verhalten noch fördert (*»Da waren wir aber wieder schneller und besser als die andere Abteilung!«*). Denken Sie an ihre Vorbildfunktion und achten Sie auf ihre Sprache.

Adjourning

Immer wieder wird es vorkommen, dass ein Mitglied das Team verlässt oder ein Team aufgelöst wird.

… Schade, dass Sie gehen …
Sonja Schmitz geht nach 2-jähriger Tätigkeit in der Kinderarztpraxis ins Ausland, um dort in der Entwicklungshilfe zu arbeiten. Der Praxisinhaber und die Kolleginnen haben gemeinsam eine kleine Abschiedsfeier geplant, während der nochmals Lob und Anerkennung für die geleistete Arbeit und die gute Zusammenarbeit ausgesprochen und ein Abschiedsgeschenk, eine Mappe mit fröhlichen Kinderbildern der kleinen Patienten, und ein Blumenstrauß überreicht wird.

Anforderungen an den Teamleiter

In dieser Phase wird der Teamleiter von den Teammitgliedern, die in der Gruppe bleiben ganz genau beobachtet. Was sagt er zum Abschied, findet er die richtigen Worte, die wirklich das ausdrücken, was das

Besondere an diesem Mitarbeiter war. Floskeln oder auswendig gelernte Abschiedsreden kommen immer schlecht an. Denken Sie auch an einen Blumenstrauß, das klingt zwar banal, aber darauf wird geachtet (»*Der hat noch nicht einmal ein kleines Blümchen für Christiane mitgebracht.*«).

Wenn eine Person das Team verlässt, ändert sich das Gruppengefüge. Das Team muss nun neu zusammen finden, die Lücke füllen oder eine neue Person aufnehmen. Hier passiert es sehr leicht, dass das Team in die Stormingphase zurückfällt, da Hierarchien durch den Weggang eines »höhergestellten Teammitglieds« infrage gestellt werden. Rollen- und Statusbehauptungen sind zu beobachten. Diese können das Gruppenklima erheblich beeinflussen, denn es geht um Themen die sich auf der Beziehungsebene (Rivalität, Neid, Abwehr, Statusverteidigung) und nicht auf der fachlichen oder sachlichen Ebene abspielen. Beobachten Sie als Teamleiter Ihr Team und seien Sie wachsam, wenn sich solche Tendenzen abzeichnen. Gerade Themen wie Neid und Konkurrenzverhalten führen zu Misstrauen und behindern die Weiterentwicklung des Teams.

Das Modell von Tuckman findet sich im Managementtraining oft als »Teamentwicklungsuhr« wieder (Francis und Young 2007). So kann grafisch dargestellt werden, in welcher Phase sich das Team befindet und auch wo es stagniert oder in eine frühere Phase zurückfällt.

5.2.2 Phasenmodel nach Garland, Jones & Kolodny

Ein weiteres Phasenmodell, das der Vollständigkeit halber hier genannt werden soll, ist das von Garland, Jones & Kolodny, welches Ende der 1960er Jahre entwickelt wurde

(Schmidt-Grunert 2002). Es beschreibt ebenso 5 Phasen der Teamentwicklung:

- Orientierung,
- Machtkampf und Kontrolle,
- Vertrautheit und Intimität,
- Differenzierung,
- Trennung.

5.2.3 Sozialpsychologische Betrachtung

Sozialpsychologisch betrachtet lassen sich 5 Beziehungsformen unterscheiden, die in der zeitlichen Entwicklung einer Gruppe auftreten (Rechtin 2003):

- Fremdheit,
- Orientierung,
- Vertrautheit,
- Konformität,
- Auflösung.

Bei dieser Betrachtung wird zusätzlich die sozioemotionale Ebene in den einzelnen Phasen besonders herausgehoben. In der ersten Phase (Fremdheit) sind das Ängstlichkeit, Zurückhaltung oder (als Kompensation) besonders forsches Auftreten. In der zweiten Phase (Orientierung) ist Selbstbehauptung das vorherrschende Motiv und Macht. Für das Entstehen einer gut ausgeprägten Beziehungsstruktur ist diese Zeit von großer Bedeutung. In der Phase der Vertrautheit (dritte Phase) kommt es zu einer Herausbildung von Gruppennormen, einer Gruppenstruktur, Rollen- und Kommunikationsstrukturen und der Herausbildung von einem »Wir-Gefühl«. In der vierten Phase (Konformität) lassen sich Tendenzen zur Überbewertung der eigenen Gruppe und Abwertung fremder Gruppen erkennen. In der letzten Phase (Auflösung) löst sich die Gruppe auf. Auf der emotionalen Ebene ist das Thema Abschied und Trauer, der als Erleichterung empfunden werden kann oder sich als Trauer ausdrückt.

Auch dieses Modell ist nicht statisch, auch hier ist eine Rückkehr zu früheren Phasen möglich, z. B. wenn mehrere neue Mitarbeiter das Team einer Station ergänzen, kann das Team von der bereits erreichten Phase der Vertrautheit in die Phase der Orientierung zurückgehen. Der Stationsleitung kommt hier eine besondere Aufgabe zu, denn neue Mitarbeiter, Schüler, Praktikanten oder Leiharbeiter ergänzen oft das bestehende Team und sorgen für Dynamik. Schüler müssen trotz der kurzen Praxiseinsätze auf den Stationen ihre Rolle im Team finden und brauchen klare Strukturvorgaben, Wertschätzung und mitunter auch emotionale Unterstützung. Um souverän mit der Integration ausländischer Mitarbeiter und Schülern mit Migrationshintergrund umzugehen, sind interkulturelle Trainings für leitende Pflegepersonen wichtig.

5.3 Was können Sie für die Teamentwicklung tun.

Ein Gespräch in der Personalabteilung eines Krankenhauses.

Herr Lein: „Was passiert, wenn wir in die Teamentwicklung unserer Mitarbeiter investieren und sie uns verlassen?"

Frau Kaiser: „Was passiert, wenn wir es nicht tun und sie bleiben?"

Bei der Teamentwicklung ist eine entsprechende Planung und Schulung der Mitarbeiter sinnvoll, denn bestimmte Fähigkeiten, die zur Entwicklung eines guten Teams beitragen, können erlernt werden. Es gibt Praxen, Krankenhäuser, Altenheime und soziale Einrichtungen die ganz selbstverständlich in die Entwicklung von Teams investieren.

Gute Erfahrungen machten Hope (2005) mit einem speziellen Teambildungsprogramm für Studierende des Gesundheitswesens, dem sog. »Downstate Team-Building Initiative (DTBI)«. In ihrer Untersuchung mit 65 Studierenden konnten folgende Veränderungen durch die Teilnahme am DTBI festgestellt werden:

- Zunahme der Teamatmosphäre und Teamarbeitsfähigkeit von 48 %.
- Zunahme des interdisziplinären Verständnisses um 42 %.
- Verbesserung der multikulturellen Gruppenfähigkeit von 36 %.

Das DTBI wird von 96 % der Untersuchungsteilnehmer als bedeutungsvoll und passend für den klinischen Bereich beschrieben.

Eine weitere Methode der Teamentwicklung ist die **Teamsupervision.** Wittig (2006) konnten in der Freiburger Uniklinik bei dieser Methode positive Ergebnisse verzeichnen. In ihrer Untersuchung belegten sie, dass kommunikative Schwierigkeiten ebenso abnahmen wie die Probleme mit interdisziplinärer Kooperation.

Körner (2008) untersuchte die Entwicklung multiprofessioneller Teams in der medizinischen Rehabilitation. Er bietet zur Teamentwicklung 5 Module an:

- Führungskräftecoaching,
- Kommunikationstraining,
- Einstellungsänderung bezüglich der Zusammenarbeit,
- aufgabenbezogene Teamentwicklung,
- Training soziointegrativer Aspekte.

Ostermann (2010) untersuchen die Effekte von **Teambildungsprozessen** an einer Spezialklinik für neurologische Rehabilitation. 77 Pflegekräfte und 44 Angehörige von Patienten wurden befragt, folgende Verfahren kamen zum Einsatz: »Work Enviroment Scale« (WES-10), »Life Satisfaction Scale« (BMLSS), »Conviction of Therapeutic Competency Scale« (CTC) und »Client Satisfaction Questionaire« (CSQ-8). Drei Jahre nach der Intervention schätzten die befragten Pflegekräfte ihre Fähigkeit, Konflikte konstruktiv zu lösen, deutlich besser ein. Bei den anderen o. g. Verfahren waren keine signifikanten Veränderungen feststellbar. Sie blieben über den gesamten Zeitraum der Untersuchung (3 Jahre) konstant auf hohem Niveau.

Durch Veränderungen im Gesundheitswesen müssen Pflegekräfte mehr Patienten betreuen als jemals zuvor. Dadurch häufen sich auf der einen Seite Fehler, auf der anderen Seite führt dies zu Burnout-Symptomen, wie Frustration und Überlastung, bei den Pflegenden (Top im Job: Nicht ärgern, ändern). Durch Einführung von Teambildungsprogrammen (TeamSTEPPS und »Healthy Workplace Intervention«) lassen sich hier Verbesserungen erzielen. Clark (2009) wies in einer Studie nach, dass sich nach Implementierung solcher Programme folgende Bereiche verändert haben:

- weniger Fehler,
- geringere Personalfluktuation,
- höhere Arbeitszufriedenheit beim Pflegepersonal.

5.3.1 Der erste Tag im neuen Team

Wie wichtig ein guter Einstieg in das Team ist und wie sensibel diese erste Phase ist, konnte Tewes (2002) in ihrer Untersuchung nachweisen. Pflegende erinnern sich, auch nach 20 Jahren noch ganz genau an ihre Einstiegssituation. Eine junge Gesundheits- und Krankenpflegerin erinnert sich sogar noch an den ersten Satz, der zu ihr gesagt wurde: *»Schön, dass Sie da sind, wir werden »das Kind schon schaukeln.«*. Die erste Woche im neuen Team wird als besonders bedeutsam erlebt und abgespeichert. Eine logische Konsequenz daraus ist, neue Mitarbeiter professionell einzuarbeiten und positiv in das Team einzuführen.

Zur Teamentwicklung werden oft gezielt Aktionen eingesetzt, um das Kennenlernen zu erleichtern und die Zusammenarbeit im Team zu verbessern. Diese sind unter den folgenden Namen bekannt: »Kennenlernworkshop«, »Kick-Off-Meeting«, »Klausurtagung«.

Es gibt auch einfache Möglichkeiten, die in jedem Team durchgeführt werden können, um sich kennenzulernen.

Praxistipp

Übung A: Wer bist du? Wer sind wir?
Material: Ein Zettel und ein Stift pro Person.
  Gruppengröße: 4–8 Teilnehmer.
  Diese Übung stellt eine sehr einfache und effektive Aktion dar, um sich als Team kennen zu lernen. Im ersten Durchgang erhält jedes Team die Aufgabe Gemeinsamkeiten aufzuschreiben: *»Was hat jeder in eurem Team gemeinsam?«* So haben Christiane und Anna beide mehrere Jahre in verschiedenen Krankenhäusern im Ausland gearbeitet. Äußerliche Dinge wie dunkle Haare, zwei Füße etc. zählen nicht. In der zweiten Runde geht es um die Individualität: *»Was unterscheidet euch voneinander?«*

Sabine hat ihre Ausbildung zur Krankenschwester in Chile gemacht, Corinna ist auch Rettungssanitäterin, Thomas spricht fließend türkisch etc. Danach werden die Ergebnisse in der großen Gruppe vorgetragen.

Lernziel: Die Aktion fördert den Gemeinschaftssinn. *»Ich bin nicht alleine. Andere Gruppenmitglieder kennen vergleichbare Situationen, fühlen und denken ähnlich, haben gleiche Interessen.«* Gleichzeitig wird die Individualität gefördert. *»Ich habe individuelle Erfahrungen gemacht, Dinge gelernt, die für mein Team förderlich sein können«* (Bonkowski 2009).

Übung B: Alphabetübung
Eine Übung, welche die Kooperation, die Kreativität und die Kommunikation untereinander fördert, ist die »Alphabetübung«. Die Gruppe wird in mehrere Teams aufgeteilt. Ziel der Übung ist es, in der Handtasche, Hosentasche oder im Rucksack nach Utensilien zu suchen, die zusammen möglichst das Alphabet ergeben, z. B. Augentropfen, Bauch, Creme ... Uhr etc. Gewinner ist, wer in einer bestimmten Zeit so viele Buchstaben des Alphabets zusammenbekommt wie möglich (Bonkowski 2009).

Bei dieser Übung wird sehr viel gelacht, oft herrscht eine ausgelassene Stimmung.

Training für bestehende Teams

Outdoortraining ist in vielen Firmen schon ein fester Bestandteil der Personalentwicklung (Schad und Michl 2004). Durch Outdoortraining (Hochseilgarten, Rafting, Feuerlauf, Überlebenstraining, etc.) sollen die Teilnehmer ganz neue Erfahrungen machen, eigene Grenzen überwinden, sich auf andere Teammitglieder einlassen bzw. verlassen und gemeinsam etwas schaffen. Die Teilnehmer müssen miteinander kommunizieren, um eine bestimmte Aufgabe gemeinsam zu bewältigen. Die einzelnen Teams werden wahllos zusammengestellt, sodass man auch mit Kollegen zusammen ist, die man sich freiwillig nie ausgesucht hätte. So können Vorurteile abgebaut werden.

Im Outdoortraining kann es zu Extremsituationen kommen, dadurch kann es passieren, dass einige Mitarbeiter schon im Vorfeld spontan abgeschreckt sind und neue Konflikte entstehen. So kann ein Besuch des Hochseilgartens bei einigen nicht schwindelfreien Gruppenmitgliedern schon im Vorfeld Ängste erzeugen, obwohl sie durch Netze und Seile vor dem Abstürzen gesichert sind; auch Floßfahrten mit Schwimmwesten erzeugen Ängste, wenn ein Teammitglied nicht schwimmen kann und tagelang mit dem Gedanken beschäftigt ist, wie sie es den anderen sagen soll; es war ihr peinlich, eine vermeintliche Schwäche zuzugeben. Mitunter kommt es sogar zu Solidarisierungen gegen den Teamleiter: »*Da kann der alleine hinfahren!*«, »*Dann werde ich eben krank.*«.

Zur Teambildung reichen oft auch schon »kleine Freizeitevents« aus, wie z. B. einen Ausflug in eine andere Stadt machen, zusammen einmal ganz besonders essen zu gehen (»Dinner in the Dark«, Dialog im Dunkeln), Hafenrundfahrt, Kochen im Team, Rallye im Zoo usw. Gerade in Zahnarztpraxen kommt die Kommunikation zwischen den zahnmedizinischen Fachangestellten und dem Labor oft zu kurz. Wenn Abdrücke oder fertige Modelle geholt werden, bleibt wenig Zeit sich auszutauschen oder richtig kennenzulernen. Diese Kommunikation zwischen »Tür und Angel« führt häufig zu Missverständnissen.

Für neue und für bestehende Teams ist es immer sinnvoll Seminare zur Interaktion und Kommunikation und Seminare zur Persönlichkeitsentwicklung anzubieten. So lernen die Teilnehmer ihr Verhalten zu reflektieren und bekommen ein Feedback von den anderen Seminarteilnehmern (Fremdeinschätzung). Die Verbesserung des Kommunikationsverhaltens ist gerade für Berufe im Gesundheitswesen außerordentlich wichtig, da die Kommunikation ihren Arbeitsalltag bestimmt und es hier immer wieder zu Missverständnissen und Konflikten kommt.

Umfangreiche Studien aus der Medizin stellen Kommunikationsprobleme als zentrale Fehlerquelle im Alltag heraus. Die häufigsten negativen Folgen von Kommunikationsproblemen sind mangelhafter Informationstransfer und mangelhaftes Schnittstellen-management zwischen verschiedenen Berufsgruppen (z. B. Chirurgie und Anästhesie, ambulanter Pflegedienst und Physiotherapie, Praxis und Labor). In einer umfang-reichen Befragung in US-amerikanischen Krankenhäusern nannten mehr als 65 % der Pflegefachkräfte und Ärzte auf die Frage, welcher Einflussfaktor von größter Bedeutung für eine bessere Sicherheit und Effektivität sei, die Ver-besserung der Kommunikation (Sexton et al. 2000).

Da Berufsgruppen übergreifende Kommunikation erlernt werden kann, schlagen Towle & Hoffman vor, eine Ausbildung in Kommunikation schon während der Berufsausbildung zu absolvieren (Towle und Hoffman 2002). Dies gilt auch und v. a. für die Mitarbeiter und Mitarbeiterinnen im ärztlichen Dienst (Davidson 2002).

Zusammenführung von bestehenden Teams

Im Gesundheitswesen kommt es oft vor, dass aus öko-nomischen Gründen 2 Stationen zusammengelegt werden. Problematisch dabei ist, dass eine der beiden Leitungen nun zur Stellvertretung wird. Solche Prozesse gilt es sehr behutsam anzugehen, hier sind einige Vorgespräche mit beiden Beteiligten, unabhängig voneinander, notwendig. Denn wer immer auch in die zweite Reihe geht, verliert den ersten Leitungsposten, was zu passiv aggressivem Ver-halten führen kann. Nicht zu unterschätzen sind die Aus-wirkungen des Mobbings. Zapf (2000) fand in seiner

Untersuchung heraus, dass Mitarbeiter im Gesundheitswesen 7-mal häufiger von Mobbing betroffen sind als in
anderen Bereichen.

5.4 Teamkultur

Im Krankenhaus, bzw. im Gesundheitswesen im Allgemeinen herrscht oft der »pathologische Blick« vor, d. h.
was stimmt alles nicht? Das ist jedoch nicht ressourcen-
orientiert. Sobald sich dieser »Blick« – die innere Einstellung – ändert, ändert sich auch etwas im Außen (Top
im Job: Nicht ärgern, ändern).

> Humor, Freude, Vertrauen, Respekt und Optimismus sind
> wichtige Voraussetzungen für die Erarbeitung einer Team-
> kultur.

Besonders Humor istim (Arbeits) Alltag eine ganz wichtige
Ressource. Damit kann eine schwierige Situation ent-
schärft werden und die Menschen verbinden. Humor
hat eine ganz besondere Energie. Lachen befreit, hebt die
Stimmung und reduziert Stress.

Erarbeiten Sie mit Ihrem Team Verhaltensrichtlinien, wie
z. B. »*In unserem Team wird nicht gelästert!*«, »*Mit Fehlern
gehen wir offen um!*«, »*Wir halten uns an Absprachen!*« usw.
Ganz wichtig ist die Kommunikationskultur im Team,
d. h. Informationen werden an alle weiter gegeben und
es wird offen miteinander diskutiert. Die vom Teamleiter
vorgelebte Akzeptanz und Toleranz der Andersartigkeit ist
eine Grundhaltung die wirkt und sich auf das Team überträgt (»you go first«).
   Auch das Ermuntern von jungen Kollegen im Team
wirkt sich positiv auf die Teamkultur aus: »*Man kann*

nicht von Anfang an alles wissen, bitte immer fragen, wenn etwas unklar ist.«, »Jeder macht Fehler, nur man muss daraus lernen und darf den Kopf nicht hängen lassen.«, »Wir können die Befunde auch zusammen durchgehen, wenn du dir unsicher bist.«.

Von einer guten Teamkultur spricht man, wenn die Ebene des Miteinanders von Wertschätzung, Offenheit und Sachlichkeit geprägt ist. Darüber hinaus, dass sich die Teammitglieder gegenseitig respektieren, die gemeinsame Arbeit Freude macht und man sich auf seine Kollegen verlassen kann. Auch, dass gemeinsame Aufgaben erfolgreich gemeistert werden, Absprachen und Aufgaben klar sind und ein guter Informationsaustausch herrscht. Zu einer guten Teamkultur gehört ebenso, dass Klarheit darüber herrscht, wie mit Fehlern umgegangen wird.

Führungskräfte können im Alltag einen respektvollen Umgang kultivieren, wenn sie positiv und wertschätzend mit den Mitarbeitern umgehen (Vorbild). Mit kleinen Änderungen kann relativ schnell eine ausgeglichene Stimmung im Team erzeugt werden. Beginnen und beenden Sie z. B. Teambesprechungen positiv, heben Sie Teilerfolge hervor, ermutigen Sie Ihre Teammitglieder, seien Sie aufmerksam, wenn jemand spricht (aktives Zuhören), pflegen Sie einen freundlichen Umgang.

Ein positives Leitungsverhalten hat einen großen Einfluss auf die Gruppendynamik und die Teamkultur (Tab. 5.1; Tewes 2002).

5.4.1 Wahrheiten

Mitunter werden Vermutungen über Situationen und Menschen angestellt, ohne diese zu überprüfen. Auch Gerüchte werden einfach so übernommen und weitererzählt *(»Hast du auch schon gehört, dass die ...«).* Wenn

Tab. 5.1 Einflüsse des Leitungsverhaltens auf die Teamdynamik (Tewes 2002)

Positive Einflüsse	Negative Einflüsse
Zu Visionen ermutigen	Alles kontrollieren
Den Teammitgliedern vertrauen	Den Teammitgliedern misstrauen
Emotionale Beteiligung ausdrücken	Vermeiden von Gefühlen
Gesprächsnähe ausdrücken	Gesprächsdistanz herstellen
Offener Umgang mit Problemen	Fehler vermeiden und verdecken
Anerkennung der Fähigkeiten der Pflegenden	Suche nach der/dem Schuldigen bei Fehlern
Engagement über die Klinik hinaus	Handeln bleibt auf die Station begrenzt
Hohe Erwartung an die Pflegenden	Erwartungshaltung unklar

die anderen Kolleginnen dann auch noch diese Vermutungen teilen, werden diese bald zur Wahrheit. Das weitere Handeln wird darauf aufgebaut, eine Klärung mit dem Gegenüber findet nicht statt. Für die Teamarbeit bzw. ein gut funktionierendes Team ist es außerordentlich wichtig zu verstehen, dass es nicht nur die eine Wahrheit gibt. Jeder konstruiert sich seine eigene Wirklichkeit.

Gerüchte haben besonders in unsicheren Zeiten Konjunktur. Mangelnde Informationspolitik fördert dieses. Je weniger eine Führungskraft, besonders in schwierigen Zeiten, mit den Mitarbeitern kommuniziert, desto mehr leiten sich die Mitarbeiter ab. Es wird getuschelt, spekuliert und interpretiert, so entsteht eine Eigendynamik. »Worst-Case-Szenarien« werden heraufbeschworen. Neutrale Inhalte bleiben dabei mit der Zeit auf der Strecke.

... Flüsterkuchen ...

Heidrun Brunner (Gesundheits- und Krankenpflegerin):
»Ich stand mit einer Kollegin auf dem Flur, die mir, »hinter vorgehaltener Hand«, etwas erzählte. Eine Schülerin ging an uns vorbei und sagte sehr freundlich und ruhig: »Flüsterkuchen wird nie gar«. Wir waren beide peinlich berührt.«

5.4.2 Lästerverhalten in Pflegeteams

Die Zusammenarbeit im Team wird durch Lästern belastet und negative Energie wird freigesetzt. Selbst wenn die Person, über die gelästert wird, nicht anwesend ist und den Klatsch und Tratsch nicht hört, spürt sie doch, dass irgendetwas nicht stimmt bzw. über sie geredet wurde. Auch wenn die Person in den Raum kommt und das Gespräch abrupt abgebrochen wird, entsteht eine negative Spannung. Beim Lästern will jemand entweder eine andere Person abwerten oder sich selbst in ein besseres Licht stellen.

> Lästern ist eine Form verbaler Aggression.

Oft ist Lästern der Ausdruck eines mangelnden Selbstwertgefühls, das auf diese Art und Weise zu kompensieren versucht wird. Welche Aspekte das Lästerverhalten von Pflegeteams beeinflussen zeigt Tewes (2009) auf. Alles, was eine offene Kommunikation fördert, wirkt sich hemmend auf das Lästerverhalten von Teammitgliedern aus. Dazu gehören u. a. eine respektvolle, empathische und wertschätzende Kommunikation der Mitarbeiter untereinander und das offene Angehen von Konflikten. Ein demokratischer Führungsstil, die gezielte Förderung der Selbständigkeit der Teammitglieder und die Stärkung der Mitarbeiterautonomie reduziert das Lästern. Das Erleben der Stationsleitung als fach- und sozialkompetent ist ein weiterer wichtiger Faktor (Tewes 2009).

> Beim Lästern belasten wir einen anderen Menschen mit unserer Last. Das ist eine Belästigung (Schaffer-Suchomel und Krebs 2007).

Lästern ist eine Kommunikationsstörung, die sich negativ auf die Teamarbeit und die Pflege auswirkt (Abb. 5.1).

Die drei Siebe
Eines Tages kam ein Bekannter zum griechischen Philosophen Sokrates gelaufen. Höre, Sokrates, ich muss dir berichten, wie dein Freund … Halt ein, unterbrach ihn der Philosoph. Hast du das, was du mir sagen willst, durch drei Siebe gesiebt? Drei Siebe? Welche? fragte der andere verwundert. Ja! Drei Siebe! Das erste ist das Sieb der Wahrheit. Hast du das, was du mir berichten willst, geprüft ob es auch wahr ist? Nein, ich hörte es erzählen, und … Nun, so hast du sicher mit dem zweiten Sieb, dem Sieb der Güte, geprüft. Ist das, was du mir erzählen willst – wenn schon nicht wahr – wenigstens gut? Der andere zögerte. Nein, das ist es eigentlich nicht. Im Gegenteil … Nun, unterbrach ihn Sokrates, so wollen wir noch das dritte Sieb

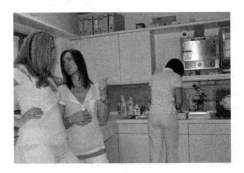

Abb. 5.1 Lästern

nehmen und uns fragen, ob es notwendig ist, mir das zu erzählen, was dich so zu erregen scheint. Notwendig gerade nicht … Also, lächelte der Weise, wenn das, was du mir eben sagen wolltest, weder wahr noch gut noch notwendig ist, so lass es begraben sein und belaste weder dich noch mich damit.

Ein Seminarteilnehmer erzählte nach Monaten: »*Diese Geschichte von den drei Sieben ist bei mir so präsent und ich erzähle sie oft, wenn wieder jemand mit Halbwahrheiten oder Klatsch und Tratsch ankommt. Es ist für mich eine elegante Art und Weise solche Geschichten zu stoppen und meinem Gegenüber einen Denkanstoß zu geben, ohne ihn persönlich zu verletzen.*«.

In einem Hospital in LA hängt dieser Spruch im „Schwesternzimmer“, der das obige Beispiel auf den Punkt bringt.

Before you speak THINK

T = is it true?
H = is it helpful?
I = is it inspiring?
N = is it necessary?
K = is it kind?

5.5 Was zeichnet uns als gutes Team aus

… Gutes Team, gute Pflege …

Karla Lübben, examinierte Pflegerin, in der ambulanten Pflege tätig, berichtet: »*Das A+O einer guten Pflege ist ein intaktes Team und eine gute Kommunikation untereinander. Das sind die Grundvoraussetzungen. Unser Team trifft sich jeden Morgen, bevor wir zu den Patienten fahren. Wir tauschen uns aus, helfen und unterstützen uns gegenseitig. Jeder springt für jeden, wenn es notwendig ist, kurzfristig ein. Darüber wird gar nicht lange geredet, das ist für unser gesamtes Team selbstverständlich. Wenn das nicht so wäre, würden wir den enormen Druck (Zeit sparen, Gespräche mit Patienten abbrechen, Zeitfenster einhalten, Druck der Krankenkassen etc.), den uns die Leitung aus Kostengründen macht, überhaupt nicht aushalten. Trotz der oft starken emotionalen Belastung und der körperlichen Anstrengung (viel Behandlungspflege, zunehmend Patienten mit Portzugängen sowie Körperpflege) macht uns die Arbeit Spaß und wir halten im Team gut zusammen. Auch der Humor kommt bei uns nicht zu kurz, wir lachen viel zusammen, das befreit.«.*

In diesem Beispiel wird extrem deutlich, wie wichtig ein guter Zusammenhalt im Team ist, um mit den täglichen Belastungen, die die Arbeit mit sich bringt, umzugehen.

Gute Teams zeichnen sich immer durch eine freundliche, offene Atmosphäre und ein »Wir-Gefühl« aus. Die Ziele und Aufgaben des Teams sind klar und werden von allen akzeptiert. Es hat sich ein gemeinsames Verantwortungsbewusstsein im Team entwickelt. Entscheidungen, die anstehen, werden gemeinsam getroffen. Im Team herrscht eine offene und direkte Kommunikation vor. Kritik wird sachlich geäußert und Diskussionen werden zielorientiert geführt. Oft wurden hier schon gleich zu Beginn der Teamarbeit formale und soziale Regeln für die Zusammenarbeit aufgestellt. Diese Teams arbeiten effektiver und effizienter, weil Sie sich auf das konzentrieren, worauf es ankommt.

Formale Regeln, wie z. B.:

- Vereinbarte Termine werden eingehalten.
- Informationen werden an alle weitergegeben.

- Informationen gehen nur dann nach außen, wenn das ganze Team damit einverstanden ist.

Soziale Regeln, wie z. B.:

- Es wird sachlich diskutiert.
- Kein Lästern und Reden hinter dem Rücken.
- Kein schwarzer Humor, Zynismus, eiskalte Bemerkungen oder Sarkasmus.
- Killerphrasen sind verboten, z. B.: *»Das ist doch Unsinn; das weiß doch jeder!«.*
- Jeder hat das Recht auszureden.
- Kritik wird in Ich-Botschaften ausgedrückt: *»Ich ärgere mich...«.*

Ich-Botschaften erzielen die besten Effekte, wenn sie aus 3 Elementen bestehen:

- den eigenen Gefühlen: »Ich bin sehr unzufrieden damit,...«,
- dem konkreten Verhalten: »..., dass die Arbeit nicht wie vereinbart fertig geworden ist...«,
- der Folgewirkung: »...– jetzt geraten wir noch mehr unter Zeitdruck.«.

Vertrauen ist auch hier ein wesentlicher Aspekt. Stellen Sie immer eine vertrauliche Atmosphäre her, alles was gesagt wird, bleibt hier im Team. Auch Rituale helfen, das Gefühl zu verstärken, Teil eines Teams zu sein. Das kann sein, sich zur Begrüßung die Hand zu geben, zum Geburtstag zusammen eine Sahnetorte zu essen oder gemeinsam zum Mittagessen zu gehen. Oft sind es die kleinen Gesten, die den Zusammenhalt fördern.

Praxistipp

Entwickeln Sie Leitlinien für die Zusammenarbeit im Team und halten Sie diese schriftlich fest!

- Fairness und Respekt stehen an erster Stelle.
- Jeder im Team erkennt den anderen als gleichwertigen Partner an.
- Jeder hat das Recht auf seine eigene Meinung.
- Fehler werden offen benannt und als Lernmöglichkeit betrachtet.
- Jeder hat Zugang zu allen Informationen. Informationen werden nicht bewusst zurück gehalten.
- Kritik ist konstruktiv und konkret.
- Konflikte werden nicht verschwiegen, sondern gemeinsam und sachlich gelöst.
- Persönliche Angriffe sind absolut tabu.

Eine Atmosphäre, die zur Aktivität ermuntert, beeinflusst das Teamklima positiv. Teammitglieder haben so die Möglichkeit sich einzulassen und sich mit ihrer Arbeit zu identifizieren. Die Akzeptanz und Beachtung der einzelnen Mitglieder führt dazu, dass das Arbeiten als gemeinsamer Prozess erlebt wird. Das »Anderssein« von Teammitgliedern sollte positiv genutzt werden, neue Ideen und Kreativität sind hilfreich für die ganze Gruppe. Vielseitige Betrachtungsweisen eines Problems wirken Pauschalisierungen, wie »Schwarz-weiß-Denken« entgegen (Abb. 5.2; Top im Job: Nicht ärgern, ändern).

5.5.1 Mitarbeiter

Ein freundliches Lächeln ist mehr wert als ein gutes Essen. (aus Afrika)

Jede Person hat unterschiedliche Erwartungen an eine gute Zusammenarbeit im Team. Die Erfahrungen

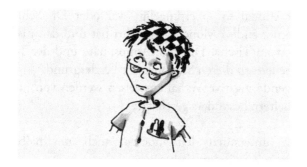

Abb. 5.2 Bloß nicht »Schwarz-weiß-Denken«

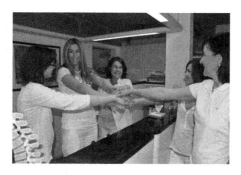

Abb. 5.3 Wir sind ein gutes Team

unterscheiden sich und damit ist die Einstellung gegenüber den Kollegen und der Arbeit verschieden. Wenn
durchweg gute Erfahrungen im Team gesammelt wurden,
werden die Personen mit anderen Erwartungen auf ein
neues Team oder auf ein neues Projekt zugehen. Erwarten
sie etwas Negatives, so gehen sie eher skeptisch auf ein
neues Team zu.

In einem guten Team zu arbeiten hat viele Vorteile
(Abb. 5.3). Je besser man sich kennt und versteht, desto
leichter geht man mit den »Macken« von Kollegen um.
Spannungen im Team werden viel schneller abgebaut. Oft
lacht man gemeinsam darüber, dass Pfleger Markus heute

wieder einmal so »oberpingelig« war oder Dr. Schröder wie immer endlos Monologe geführt hat und dann ist die Sache »vom Tisch«. Die gute Atmosphäre und der Teamgeist stehen auf diesen Stationen im Vordergrund.

Folgende positive Verhaltensweisen werden von jungen Mitarbeitern besonders geschätzt:

- Jeder unterstützt den anderen, auch außerhalb des eigenen Zuständigkeitsbereichs.
- Als Team z. B. in der Notaufnahme: Den Patienten gemeinsam »fertig machen« bis er auf Station verlegt ist und dann zusammen zur Pause gehen.
- Im Nachtdienst nach getaner Arbeit noch mal kurz zusammen sitzen, etwas Essen und Trinken, den »schwierigen« Patienten besprechen oder auch mal scherzen, bevor man ins Bett oder wieder an die Arbeit geht.
- Unkomplizierter Einsatz bzw. Einspringen bei kurzfristigem Ausfall eines Kollegen.
- Einer lässt dem anderen den Vortritt bei Dingen, die man für Aus- oder Weiterbildung braucht.
- Auch außerhalb des Krankenhauses etwas zusammen unternehmen.

Haben wir einen Kollegen, dem wir nichts zutrauen, in einer außergewöhnlichen Situation positiv erlebt bzw. anders als erwartet (»*Eigentlich dachte ich immer, das ist ein arroganter, kalter Typ, der nichts kann.*«), werden wir in Zukunft wachsamer sein. Durch diese neue Erfahrung kann sich plötzlich die ganze Atmosphäre in der Gruppe ändern. Ändert ein Teammitglied sein Verhalten, so hat das eine Auswirkung auf die ganze Gruppe. Selbst minimale Veränderungen können zu großen Wirkungen führen.

Faktoren, mit denen Sie die Zusammenarbeit verbessern können

- Sorgen Sie für gute Arbeitsbedingungen und eine gleichmäßige Arbeitsverteilung.
- Setzen Sie Fähigkeiten und Talente der Mitarbeiter gezielt ein.
- Sorgen Sie für einen guten Informationsfluss innerhalb des Teams.
- Kein Mitglied darf das Gefühl haben zu wenig informiert zu sein, sonst entstehen Gerüchte und es wird »getratscht«.
- Setzen Sie auf Kooperation und auf ein partnerschaftliches, offenes Miteinander.
- Gerade kooperatives Verhalten gilt auch für die Zusammenarbeit mit Nachbarstationen und Funktionsabteilungen, wie Labor oder Röntgen.
- Ein guter Kontakt ist wichtig und der Umgang ist viel positiver, wenn man sich persönlich kennt.
- Reden Sie nicht über andere Teams, das bindet negative Energie.
- Wir selbst sind für die Anderen die Anderen.

Fazit

- Teamentwicklung ist ein Veränderungsprozess.
- Es gibt verschiedene Phasen in der Teamentwicklung.
- Eine gute Personalauswahl ist wichtig.
- Unterschiedliche Arbeitsstile bereichern das Team.
- Eine Führungskraft ist immer Vorbild.
- Fachkompetenz allein reicht nicht.
- Teamentwicklungstraining ist sinnvoll.
- Ein positives Leitungsverhalten hat einen großen Einfluss auf das Team.
- Lästern belastet das Team.
- Fairness und Respekt zeichnen ein gutes Team aus.

6

Konflikte im Team

Wenn wir uns uneins sind, gibt es wenig, was wir können. Wenn wir uns einig sind, gibt es wenig, was wir nicht können. (J.F. Kennedy)

In einem Team treffen Menschen mit unterschiedlichen Persönlichkeiten und aus unterschiedlichen Kulturen aufeinander und es ist normal, dass es dabei zu Konflikten kommen kann, die sich auf die Zusammenarbeit auswirken. Die ersten Konfliktsignale, die man beobachten kann und die ernst genommen werden müssen, sind beispielsweise unsachliche Kritik, Streit, abwertende Bemerkungen, Machtgerangel, Lustlosigkeit, häufige Krankmeldungen (in bestimmten Schichten), ein gestörter Informationsfluss etc.

© Der/die Autor(en), exklusiv lizenziert an Springer-Verlag GmbH, DE, ein Teil von Springer Nature 2023
S. Möller, *Einfach ein gutes Team – Teambildung und -führung in Gesundheitsberufen,* Top im Gesundheitsjob,
https://doi.org/10.1007/978-3-662-67614-1_6

6.1 Konflikte

… Das haben wir früher nebenbei gemacht …
Konfliktsituation
Sabine Kohn arbeitet seit einem Jahr als Physiotherapeutin auf einer chirurgischen Station. Oft hat sie Wartezeiten bis zu einer halben Stunde, die Sie am Bett des Patienten zubringt, weil die Kolleginnen von der Station noch mit dem Waschen beschäftigt sind. Klare Absprachen bezüglich der Mobilisation der Patienten fehlen (*»Was ist wann nach Implantation eines künstlichen Hüftgelenks erlaubt?«*) ebenso wie Absprachen zu welchen Patienten man zusammen geht (*»Wer geht wo zuerst hin?«*). eden Morgen läuft es »irgendwie«. Schon zu Beginn ihrer Tätigkeit hat sich Sabine Kohn darüber geärgert, sich aber nicht getraut, etwas zu sagen (*»Ich bin ja schließlich die Neue.«*). Außerdem hängen hier auf Station noch »alte Vorurteile« gegenüber Physiotherapeuten in der Luft. Eine ältere Kollegin äußert dies auch ganz offen beim Kaffee: *»Das was ihr macht, haben wir früher so nebenbei mitgemacht.«*. Die Interaktion und Kommunikation untereinander ist durch diese dauernden »Sticheleien« und fehlenden Absprachen sehr belastet.

Konfliktherd
Die Atmosphäre auf dieser Station ist von Hierarchierivalitäten und alten Vorurteilen geprägt, die nichts mit den neuen Physiotherapeuten, die auf dieser Station tätig sind, zu tun haben. Ihre Arbeit wird herabgestuft, die zeitlichen Verzögerungen am Bett des Patienten hingenommen, eine echte Kommunikation findet nicht statt.

Konfliktanalyse

Sabine Kohn, die im Verlauf des Jahres schon fast den Spaß an ihrer Arbeit verloren hat, sucht das Gespräch mit der Teamleitung der Station (*»Schlimmer konnte es für mich ja nicht mehr werden.«*). Die Teamleitung reagiert im Gespräch freundlich und kooperativ. Die »Sticheleien« der Kolleginnen aus der Pflege habe sie zwar gehört, aber nicht negativ interpretiert (*»Das kennt man ja unter Pflegerinnen und Physiotherapeutinnen.«*), dass dies die Arbeit auf »ihrer Station« belastet und zu Stress führt möchte sie jedoch nicht. Gemeinsam überlegen beide Frauen, wie sie dieses Thema ansprechen und den Konflikt positiv lösen. Sabine Kohn verlässt nach dem Gespräch erleichtert das Zimmer.

Konfliktlösung

Auf der nächsten Teambesprechung wird das Thema gleich zu Beginn offen von der Teamleitung angesprochen. Sie gibt humorvoll und bestimmt zu verstehen, dass diese »alten Kamellen« (Vorurteile und Rivalitäten) nicht mehr passend und nützlich sind. Alle verpflichten sich, in Zukunft damit aufzuhören; eine Kollegin lacht: *»Das von früher ist doch wirklich albern, das brauchen wir hier nicht!«*. Außerdem wird vereinbart, das ab sofort klare Absprachen getroffen werden, wer wann wo mit welchem Patienten beginnt, damit keine unnötigen Wartezeiten entstehen. Viele sind froh, dass es ab sofort nicht mehr so ein zeitliches Durcheinander gibt.

Oft ist es so, dass wie im Beispiel sehr lange nichts gesagt wird und der Konflikt sozusagen »ausgehalten« wird. Die Teamleitung hat gut reagiert, hätte jedoch im Vorfeld die wahrgenommenen »Sticheleien« schon unterbinden müssen, da es auf Kosten der Physiotherapeuten ging und eine negative Stimmung erzeugt hat (negative Energie). Zusätzlich hat sie es versäumt klare Absprachen zu treffen, die gerade für interdisziplinäre Teams unabdingbar sind.

Wenn Teams nicht funktionieren gibt es dafür vielfältige Gründe. Menschen mit unterschiedlichen Persönlichkeiten, Fähigkeiten, Fertigkeiten und mit unterschiedlichem Fachwissen kommen zusammen. Ihre Arbeit ist durch die Kommunikation und Interaktion mit den anderen Teammitgliedern geprägt. Durch diese gegenseitige Beeinflussung kann es zu Unstimmigkeiten und Konflikten kommen. Sich diesen Herausforderungen zu stellen ist wichtig und oft ein (schmerzhafter) Prozess. Der Kommunikation im Team kommt hier eine ganz besondere Rolle zu.

> Die Teamleitung sollte bei Problemen oder bei ersten Anzeichen für aufkommende Probleme und Konflikte immer das Gespräch suchen.

Konflikte können sehr unterschiedlich verlaufen. Konflikte, die ignoriert werden, ziehen nur scheinbar vorüber. Sie tauchen wieder auf, so, als würden Sie sie immer wieder »auf einem silbernen Tablett« serviert bekommen. Oft wird es dadurch noch schlimmer als es vorher war. Konflikte zeichnen sich dadurch aus, dass die Auseinandersetzung die Handlung(en) einer oder beider Seiten stark beeinträchtigt und die direkt Beteiligten oftmals nicht genau darstellen können, wie der Konflikt entstanden ist.

Sehr oft kann man nach dem Ausbruch eines Konflikts erkennen, welche Anzeichen es vorher schon gab, die jedoch nicht ernstgenommen wurden. Das können Signale sein wie z. B. Unlust, ein unsachlicher Ton und häufige Krankmeldungen. Ebenso kann der Konfliktauslöser, wie das Fehlen von klaren Absprachen und mangelnde Transparenz von Zuständigkeiten, hinterher »ausgemacht«

werden. Im Anfangsstadium wäre der Konflikte noch abzuwenden gewesen. Es lohnt sich also, wenn Sie in Ihrem Team auf die »kleinen Zeichen« und eindeutige Strukturen achten.

6.1.1 Konfliktherde

… Immer müssen wir das machen …
Die Pflegerinnen Julia Schwenk und Patricia Nolte werden beim Antreten ihres Nachtdienstes im Altenheim immer wieder von derselben Kollegin bei der Übergabe mit dem Satz begrüßt: »*Wir sind nicht dazu gekommen.*«. Ihr Dienst beginnt mit der Aufarbeitung der liegen gebliebenen Stationsarbeit. Nach einigen Monaten stellt sich bei Ihnen das ungute Gefühl ein, dass die Stationsarbeit absichtlich nicht gemacht wurde (»*Komisch, immer wird alles auf den Nachdienst abgewälzt.*«). Nachweisen können sie es jedoch nicht. Beide Pflegerinnen sprechen die Leitung auf dieses Problem an. Die Leitung verharmlost das Ganze: »*Ihr wisst doch, dass das immer mal wieder vorkommen kann, vielleicht bildet ihr euch das auch nur ein, das es immer bei euch ist!*«. Frustriert verlassen beide Frauen das Stationszimmer. Die nächste Übergabe beginnt wieder mit demselben Satz und die Gefühle der Altenpflegerinnen »kochen hoch«. Es kommt zu persönlichen Angriffen: »*Lackiert ihr tagsüber unseren Bewohnerinnen die Nägel oder warum schafft ihr die Arbeit nicht?*« Der Konflikt eskaliert, ein verbaler »Schlagabtausch« beginnt.

In diesem Beispiel wird deutlich, was passiert, wenn die Stationsleitung nicht sofort eingreift und das offene Gespräch mit den allen Beteiligten sucht. Gerade, wenn es sich um Vermutungen handelt, muss die Sache geklärt werden. Der Konflikt »brodelt« ansonsten weiter und ein

»Buschfeuer« oder gar »Steppenbrand« ist immer schwerer unter Kontrolle zu bekommen als eine kleine Flamme.

Bevor ein Konflikt ausbricht, herrscht oft eine Atmosphäre, die von Annahmen, Gefühlen, Beobachtungen, Bewertungen, Missverständnissen und Meinungsverschiedenheiten geprägt ist. Diese bleiben unausgesprochen und verhindern einen offenen Umgang miteinander (Montamedi 1999). Dadurch bleibt viel Raum für Vermutungen, die nicht auf ihren Wahrheitsgehalt geprüft werden. So werden Konflikte lange nicht als solche erkannt und sie entwickeln eine Eigendynamik. Auch beleidigtes Zurückziehen, Stress und Zeitdruck tragen dazu bei, dass diese Dinge nicht besprochen werden.

Konfliktprävention:

- Beachten Sie Konfliktsignale im Team
- Schreiten Sie frühzeitig ein
- Überprüfen Sie die Arbeitseinteilung, wird jemand bevorzugt/benachteilig?
- Sprechen Sie problematisches Verhalten zeitnah an; Wichtig: kritisiere das Verhalten, nicht die Person
- Vermeiden Sie Schuldzuweisungen
- Agieren Sie sachlich und konstruktiv
- Kommunikationsregeln beachten, gut zuhören; worum geht es wirklich?

Missverständnisse und Probleme treten immer auf. Zu ihrer Lösung und Bewältigung muss man sich mit den anderen Teammitgliedern auseinandersetzen und sich verständigen. Ist diese Verständigung, wie oben beschrieben, behindert, verlagert sich die Auseinandersetzung. Der Inhalt ist dann nicht mehr die Bewältigung des Problems, sondern das Verhalten der Beteiligten. Jetzt wird auf einmal nicht mehr die »Sache« verhandelt, sondern die »Beziehung« und der Konflikt ist da. Die Verschiebung von der Sach- auf die Beziehungsebene nehmen die Beteiligten meist unbewusst vor. Wann aus einem Problem ein Beziehungskonflikt wurde, können sie weder erkennen noch benennen. Allein das Bewusstsein, dass so eine Verschiebung passieren kann, schult die Fähigkeit zur Eigenbeobachtung und führt dazu, dass in der nächsten Konfliktsituation so etwas weniger häufig passiert. Darin liegt auch die Chance, Konflikte frühzeitig zu stoppen und zum sachlichen Problem zurückzukehren.

6.1.2 Konfliktanalyse

Eine gute Konfliktanalyse nimmt einen großen Einfluss auf das Verhalten der Beteiligten. Dazu gehören Fragen, wie: »*Welche Personen sind am Konflikt beteiligt?*«, »*Um welchen Konflikt handelt es sich eigentlich?*«, »*Wie wichtig ist die Streitfrage?*«. Betrachten Sie den Konflikt immer von mehreren Seiten. Dadurch erreichen Sie Flexibilität im Denken und Handeln. Konflikte werden oft als Störfaktoren gesehen, weil sie Zeit in Anspruch nehmen, die Arbeit blockieren und die Teamatmosphäre belasten. Aus diesem Grund werden Konflikte oft verleugnet, ausgesessen oder »unter den Teppich« gekehrt. Häufig wird der Weg des geringsten Widerstandes gewählt (Scheinlösungen). Konflikte stehen aber auch für Dynamik und Weiterentwicklung, denn wo keine Auseinandersetzung stattfindet, gibt es auch keine Veränderung.

Praxistipp

Welche positiven Erfahrungen haben Sie im Umgang mit Konflikten gemacht? Notieren Sie bitte mindestens drei positive Erfahrungen.

Konflikte weisen auf Probleme hin und verhindern Stagnation. Sie begünstigen die Selbsterkenntnis und bewirken Veränderungen im Einzelnen und im Umfeld. Oft führen sie zu neuen Lösungen, die mitunter sogar besser sind. Auch die Teammitglieder, die einen Konflikt positiv gelöst haben, rücken danach enger zusammen.

Die positive Seite von Konflikten:

- Es wird über wichtige Themen gesprochen
- Sie können zu einer positiven Veränderung im Team führen
- Situationen werden geklärt, Abläufe verbessert
- Können zu kreativen Lösungen führen
- Fördern die Weiterentwicklung des Teams
- Verbessern die zukünftige Kommunikation
- Stärken die Gemeinschaft, Vertrauen und Wertschätzung
- Sorgen auch für eine persönliche Weiterentwicklung

Erst, wenn ein Problem oder Thema angesprochen wird, hat der andere oder das Team überhaupt eine Chance, sein/ihr Verhalten zu ändern. Keiner kann auf etwas reagieren, wovon er nichts weiß.

6.1.3 Konfliktlösung als Teamaufgabe

Konflikte können folgendermaßen gelöst werden. Suchen Sie das offene Gespräch, d. h. beim Auftauchen eines Problems offen miteinander umgehen und über die eigenen Gefühle, Beobachtungen und Annahmen sprechen. Um eine Verschiebung des Problems von der Sachebene auf die Beziehungsebene bemerken zu können, hilft etwas Abstand. Halten Sie inne und schauen Sie sich aus der Perspektive einer »dritten Person« (Metaebene) den Konflikt an. Verzichten Sie im Interesse eines Problems auf die Erfüllung von Machtbedürfnissen (Kulbatzki und Schulz-Debor 1993).

Oft geht es in Konflikten nur darum zu gewinnen und dadurch Macht auszudrücken. Das zeigt sich auch in der Sprache (hart, laut, aggressiv, abwertend) und der Wortwahl *(»Jetzt hören Sie mal zu!«)*. Macht wird verbal ausgedrückt und geht schnell »unter die Gürtellinie«, das Sachproblem wird zum Beziehungsproblem.

Über Gefühle zu reden, ohne auf »Schmusekurs« zu gehen kann in Seminaren zur »gewaltfreien Kommunikation« gelernt werden (Top im Job: Wie bitte?).

> **Praxistipp**
>
> Lesen Sie das Buch »Gewaltfreie Kommunikation. Aufrichtig und einfühlsam miteinander Sprechen.« (Rosenberg 2007).

In der gewaltfreien Kommunikation geht es um das einfühlsame Hören und Sprechen und um eine veränderte Grundhaltung in Auseinandersetzungen. Hinter jedem Konflikt stehen menschliche Bedürfnisse, wie z. B. das

Bedürfnis nach Respekt, Wertschätzung, Verständnis und Autonomie (Rosenberg 2007). Gewaltfreie Kommunikation kann dazu beitragen, aus gewohnten Reaktionsmustern auszusteigen und sich für eine Lösung zu öffnen. In der gewaltfreien Kommunikation geht es darum, in vier Schritten offen seine Beobachtungen, Gefühle, Bedürfnisse und Bitten mitzuteilen (Rosenberg 2007):

1. Ich beschreibe ohne Schuldzuweisung und Verurteilung, welches Verhalten ich beobachtet habe.
2. Ich spreche über das Gefühl, das dieses Verhalten in mir weckt.
3. Ich benenne das dahinterliegende Bedürfnis.
4. Ich formuliere eine Bitte, was genau ich von dem anderen möchte, um mein Bedürfnis zu befriedigen.

Rosenberg (2007) betont, dass gewaltfreie Kommunikation nicht als Technik verstanden werden soll, sondern, dass es vielmehr auf die innere Haltung ankomme. Die gewaltfreie Kommunikation unterscheidet zwischen Primärgefühlen und Sekundär- oder Pseudogefühlen. Laut Rosenberg ist »Ich fühle mich provoziert!« ein Pseudogefühl, weil es ein Urteil über die andere Person beinhaltet. Unter Primäremotionen versteht er Emotionen, die körperlich spürbar sind, wie z. B. Angst, Freude, Erregung, Erschöpfung, Entspannung.

Diese Unterscheidung ist in heiklen Gesprächen hilfreich, denn es macht einen großen Unterschied, ob jemand über seine Gefühle spricht oder seinen Gesprächspartner mit Pauschalvorwürfen oder moralischen Urteilen angreift. Bei Vorwürfen schaltet der Gesprächspartner auf Abwehr, werden echte Gefühle geäußert (»Ich fühle mich unwohl ...«, »Ich bin etwas irritiert ...«) ist die Situation schon entspannter. Diese Methode der

achtsamen Kommunikation wird mittlerweile in Konflikt-
moderationen, Mediationen und Führungskräftetrainings
angewendet.

Kreative Konfliktlösungsstrategien

Es gibt eine Vielzahl von kreativen Übungen, um zu einer
guten Entscheidung zu finden. Im Folgenden werden das
Brainstorming und die Methode 6-3-5 erklärt.

Brainstorming

Da für die Lösung von Problemen immer ein gewisses
Maß an Kreativität und Spontanität erforderlich ist,
ist es sinnvoll, das Kreativitätspotenzial des Teams zu
nutzen. Dazu bietet sich z. B. das Brainstorming an. Hier
geht es darum, auf einen Flipchart oder einem großen
Bogen Papier, möglichst viele Ideen für die Lösung
eines Problems zu sammeln und den Gedanken dabei
freien Lauf zu lassen. Kritik ist dabei verboten, da der
kreative Prozess sonst gestört wird. Danach können die
gesammelten Ideen weiterentwickelt werden.

Methode 6-3-5

Eine andere Technik ist die 6-3-5-Methode, sie dauert
ca. 30 min. Jedes der sechs Gruppenmitglieder hat fünf
Minuten Zeit, um drei Lösungsvorschläge für ein vor-
gegebenes Problem zu notieren. Seine Lösungen trägt
es auf einem Blatt ein, dass in drei Spalten und sechs
Zeilen (achtzehn Kästchen) unterteilt ist. Dann wird
das Blatt weitergegeben. Der nächste greift die vor-
handenen Lösungsansätze auf und ergänzt sie (spontane
Assoziationen). So geht es reihum, bis das Blatt wieder
beim ursprünglichen Ideengeber ankommt. Die Vorteile
der Methode 6-3-5 liegen v. a. darin, dass alle Teilnehmer

aktiv mit einbezogen werden und schriftlich formulierte Ideen meist schon etwas konkreter sind, als die Ergebnisse eines rein mündlichen Brainstormings (Possehl und Meyer-Grashorn 2008).

Buchtipp
Sprenger RK (2022) Magie des Konflikts. Warum ihn jeder braucht und wie er uns weiterbringt. Pantheon Verlag, München

6.1.4 Konfliktgespräch

> Kritisiere das Verhalten, nicht die Person!

Ein gutes Konfliktgespräch soll dazu führen, Vertrauen aufzubauen, die Beziehung zu stärken und sich gegenseitig zu respektieren. Zunächst steht die Abgrenzung des Konflikts im Vordergrund. Es sollte ein gemeinsamer Lösungsweg erarbeitet werden, bei dem die Vereinbarung von Teilschritten wichtig ist. Hilfreich ist es, sich zeitliche Limits zu setzen, in denen die Teilschritte verwirklicht und überprüft werden. Dies bewirkt, dass sich beide Parteien verpflichtet fühlen und zu einem positiven Ganzen beitragen. Vermeiden Sie emotionale Überreaktionen insbesondere im Beisein anderer Kollegen. Suchen Sie schon bei aufkommenden Konflikten das Gespräch »unter vier Augen« und warten Sie nicht bis es eskaliert. Geben Sie Ihrem Mitarbeiter die Chance sein Verhalten und seine Sichtweise zu erklären.

Als Leitung und auch als Teammitglied ist es wichtig, sich für sein Verhalten und auch für verletzende Äußerungen zu entschuldigen, um sich danach wieder „in die Augen" sehen zu können. Um Entschuldigung zu bitten ist entlastend. Es kostet mitunter etwas Überwindung, sich zu entschuldigen, zeugt aber von einer guten Umgangsform und nicht von Schwäche. Entschuldigungen sollten zeitnah erfolgen, das gilt ins besonders für Führungskräfte, deren Verhalten eine Vorbildfunktion hat.

Beispiele

„Ich bitte dich um Entschuldigung, meine Reaktion war unangebracht"

„Es tut mir leid, dass ich so laut geworden bin, ich möchte mich dafür entschuldigen"

„Entschuldigen Sie bitte, so etwas kommt nicht wieder vor"

„Entschuldige bitte, das war mein Fehler, ich mache das wieder gut"

„Bitte entschuldigen Sie, ich war so gestresst und habe mich im Ton vergriffen"

Die Psychologin M. Howes nennt fünf Gründe, warum es Menschen schwerfällt, sich zu entschuldigen (Howes 2020):

1. Eine problematische Fehlerkultur; Fehler werden als Schwäche und Niederlage wahrgenommen, als Eingeständnis eigener Unzulänglichkeit
2. Die Lust des Rechthabens; Fehler und Schuld werden nicht gerne auf sich genommen
3. Zu viel oder zu wenig Scham; selbstkritischen und unsicheren Personen fällt es schwer sich zu entschuldigen. Die negative Selbstwahrnehmung kann dazu führen, dass sie besonders stark Scham oder Schuld empfinden.
4. Verletzt sein und verletzen; eine Entschuldigung vom Gegenüber wird verlangt, die jedoch nicht erwidert

wird oder auch die Angst die andere Person zu verletzen.

5. Erlebnisse von früher; schlechte Erfahrungen aus der
Kindheit oder auch der ausgeübte Druck der Eltern auf
das Kind, sich zu entschuldigen, obwohl das Kind sich
keines Fehlers bewusst war.

Konfliktgespräch »unter vier Augen«

Beginnen Sie das Gespräch sachlich, ohne voreilige
Bewertungen. Bitten Sie den Mitarbeiter um eine
Erklärung für sein Verhalten. Thematisieren Sie die
negativen Auswirkungen, die der Konflikt auf Dauer für
das ganze Team hat. Die Erwartungen an den Mitarbeiter
bezüglich seines zukünftigen positiven Verhaltens werden
schriftlich festgehalten und unterzeichnet. Ein zweiter
Gesprächstermin zum Informationsaustausch wird vereinbart. Der Betroffene sollte bei Abschluss des Gesprächs
wissen, dass Sie ihn weiterhin wertschätzen und nach wie
vor auf seine Leistung setzen. Betonen Sie, dass die bislang
bestehende Vertrauensbasis für eine erfolgversprechende
Zusammenarbeit beibehalten bleibt. Signalisieren Sie
Vertrauen (»Alles was wir besprochen haben, bleibt hier im
Raum.«).

Beachten Sie die folgenden 3 Kriterien, wenn
Sie Gespräche führen. Sie sind förderlich für die
Kommunikation im Team und im Alltag.

Feedback geben

Feedback (Rückmeldung) ist eine Mitteilung an eine
andere Person, die diese darüber informiert, wie ihre Verhaltensweisen von mir wahrgenommen, verstanden und
erlebt wurden. Feedback ist wertfrei und beschreibt nur
die Kommunikation. Es soll als Angebot gegeben werden,

nicht als Druck. Lobe die Person, kritisiere das Verhalten. Beschreibe das beobachtbare Verhalten: *»Du wirkst auf mich ...«*, *»Gestern habe ich beobachtet, dass du ...«*. Behandeln Sie andere Personen immer so, wie Sie selbst behandelt werden möchten, das gilt insbesondere für das Geben von Feedback. Es soll für den anderen eine Rückmeldung sein und Niemanden fertigmachen. Der Hauptfehler beim Geben von Feedback ist, dass sofort die Person bewertet wird *(»Sie sind aggressiv.«)*, anstatt das (verbale) Verhalten ganz konkret zu beschreiben *(»Sie antworten mit einer gewissen Schärfe.«)*. Für den Feedbacknehmer gilt, in Ruhe zuhören, nicht argumentieren, nicht rechtfertigen oder zurückschießen. Geben Sie niemals Feedback auf Feedback.

Aktiv zuhören

Konzentrieren Sie sich auf ihren Gesprächspartner. Fragen Sie klärend nach, wenn Sie etwas nicht verstanden haben. Verstehend wiederholen heißt: *»Habe ich Sie richtig verstanden, dass...«*. Wenden Sie sich Ihrem Gesprächspartner zu, halten Sie Blickkontakt und zeigen Sie durch zustimmendes Kopfnicken Interesse. Aktives Zuhören bedeutet, Informationen und Emotionen des Gesprächspartners aufzunehmen, zu verstehen und widerzuspiegeln.

Konfrontieren ohne persönlich anzugreifen

Sprechen Sie Probleme oder Konflikte direkt an. Sie sollten dabei weder verharmlosen noch übertreiben. Sich nicht (vor)festlegen, nicht anklagen, Schuld zuweisen oder (vor)verurteilen und unterschiedliche Sichtweisen (vorerst) akzeptieren bzw. herausarbeiten. Es ist wichtig, miteinander im Gespräch zu bleiben. Kritische Worte sollen möglichst zeitnah am Ereignis geäußert werden. Die Art, wie Kritik geäußert und aufgenommen wird, bestimmt weitgehend, wie zufrieden die Teammitglieder mit ihrer

Arbeit und ihrem Vorgesetzten sind. Formulieren Sie ihre Kritik verhaltens- und nicht personenzentriert (nicht: *»Sie sind unmöglich.«*, sondern: *»Ihr Verhalten heute Morgen hat mir nicht gefallen.«*). Beziehen Sie sich auf eine konkrete Handlung und pauschalisieren Sie nicht. Geben Sie ihrem Mitarbeiter die Chance Stellung zu nehmen. Bleiben Sie immer ruhig und sachlich!

Feedback – kurz und knapp

- Regeln für den Geber:
  - Klarheit über das Ziel
  - Kontakt und Nähe herstellen
  - Person und Verhalten trennen
  - Verhalten möglichst konkret beschreiben
  - Ich-Botschaften senden
  - Alternativen, Wünsche, Möglichkeiten, Verbesserungen ansprechen
- Regeln für den Nehmer:
  - Zuhören (nicht gleich ins Wort fallen, rechtfertigen oder argumentieren)
  - Verständnisfragen stellen
  - Für das Feedback bedanken

Vom Konflikt zur Einigung

Ziele müssen spezifisch, konkret und exakt definiert werden, beruflich, privat und im Team (Grant Halverson 2012).

Wenn Sie über Ziele diskutieren, achten Sie auf die folgenden Zielkriterien.

Eine klare Definition vom Ziel

Was ist das, was ich wirklich will, was soll eintreten? In vielen Zielen ist ein Hintergedanke versteckt, der sich bei genauerem Hinsehen als das eigentliche Ziel entpuppt. Beispiel: *»Ich will, dass die Visite um 10:00 Uhr beendet* *ist.«*. Auf dieses Ziel hin wird mit Hochdruck gearbeitet. Überraschender Weise ist die Visite um 9:50 Uhr beendet und es stellt sich heraus, dass die pünktliche Teilnahme an einer Besprechung um 10:00 Uhr das eigentliche Ziel war und die Visite unnötig unter Druck stand. Hier hilft Klarheit im Ziel, d. h. die Kollegen über den Besprechungstermin zu informieren und nicht »über Bande« zu spielen. Formulieren Sie immer klar, was Sie erreichen möchten. Beispiel: »Ich möchte mehr schlafen« – diese Aussage ist unspezifisch und vage. »Ich bin um 22 Uhr im Bett« – hier ist spezifisch und exakt formuliert, was Sie möchten.

Formulieren Sie ihr Ziel positiv
Beschreiben Sie das, was Sie erreichen möchten, nicht das, was Sie nicht mehr wollen. Unser Gehirn verarbeitet Dinge besser, die wir positiv formulieren. Negationen nimmt unser Gehirn nicht wahr. Einige Beispiele dazu finden Sie in Tab. 6.1.

Beschreiben Sie genau den Zielzustand
Je konkreter ihre Zielvorstellungen sind, umso wahrscheinlicher werden Sie diese realisieren können.

Tab. 6.1 Unterschiede in der Formulierung ein und desselben Sachverhalts

Negative Formulierung	Positive Formulierung
Ich will keinen Streit auf Station	Ich möchte ein friedliches Miteinander
Ich will nicht mehr so schnell reden	Ich werde ruhig und langsam sprechen
Ich will mich nicht mehr über meinen Kollegen aufregen	Ich möchte bei meinem Kollegen ruhig bleiben
Ich will nicht mehr rot werden	Ich möchte ganz entspannt sein

Definieren Sie die Messbarkeit

Wenn Sie nicht wissen, wann und in welcher Qualität ihr Ziel erreicht sein soll, merken Sie nicht, wann Sie es erreicht haben.

Ziele sollten zeitlich begrenzt sein

Ziele sollten zeitlich begrenzt sein, damit Sie den Erfolg überprüfen können. Eine zeitliche Begrenzung schafft eine Form der Disziplin, die Sache bis zu einem bestimmten Zeitpunkt in Angriff zu nehmen.

Ziele müssen selbst erreichbar sein

Nicht: ich will, dass mein Chef, Partner, Kollege etwas tut. Wenn Sie so denken, dann liegt die Erfüllung des Ziels nicht in Ihrer Macht, und die Wahrscheinlichkeit ist groß, dass Sie das Ziel nicht erreichen.

Achten Sie beim Gespräch über Ziele darauf, dass Sie sich nicht in alten Vorwürfen verfangen oder in der Frage: *»Wer hat angefangen?«, »Warum ist es so passiert?«, »Wer ist schuld daran?«.* Das ist ein unlösbares Dilemma, extrem zeitaufwendig und nicht zielführend. Konzentrieren Sie sich immer auf zukünftige Lösungsmöglichkeiten. Wer sich zu sehr mit Fehlern, d. h. mit der Vergangenheit, beschäftigt, verliert den Blick für Lösungen, die in der Zukunft liegen. Das Sprechen über Hoffnungen, Wünsche und Interessen hilft oft, Konflikte zu lösen. Konfliktlösung erfordert Disziplin. Denken Sie daran, dass Menschen ihre eigenen Ideen am besten finden. Das Prinzip der Kooperation ist Voraussetzung für eine erfolgreiche Kommunikation (Ulsamer 1997).

6.1.5 Verhaltensmuster bei Konflikten

> Wer etwas will, sucht Wege, wer etwas nicht will, sucht Gründe.

Führungskräfte nehmen bei Auseinandersetzungen oft eine ganz bestimmte Haltung ein (Kellner 1999). Die Art, wie Führungskräfte mit Konfliktsituationen umgehen ist jedoch nicht immer zielführend; zu diesen Verhaltensweise gehören:

Vermeiden

Das Vermeiden eines Konfliktes scheint auf den ersten Blick das Beste zu sein. Dem Konfliktpartner wird aus dem Weg gegangen, in der Hoffnung, der Konflikt löse sich von selbst (aussitzen) oder gerät in Vergessenheit. Erfahrungsgemäß passiert das aber nicht und der Konflikt verfestigt sich und wird dadurch (Stichwort: »verhärtete Fronten«) größer. Bei der Konfliktvermeidung werden weder die eigenen Interessen noch die Bedürfnisse des Gegenübers berücksichtigt (Motamedi 1999). In Firmen erkennt man die passive Konfliktvermeidung bei übertriebenen Harmonievorgesetzten, die lieber alles »unter den Teppich« kehren. Sie wollen die Harmonie um jeden Preis aufrechterhalten und meiden unangenehme Themen, Situationen und Streit. Für Führungskräfte ist die starke Neigung zu passiver Konfliktvermeidung fatal (Kellner 1999).

Durchsetzen

Hier dominiert der Wunsch zu beweisen, dass man im Recht ist. Es wird versucht sich auf Kosten der anderen Person durchzusetzen. Nur der eigene Standpunkt zählt, die Meinung des Gegenübers ist unwichtig. Achtung: hier kann später die Rückrunde eingeleitet werden, der andere hat oft das Bedürfnis sich zu revanchieren, da er als Verlierer zurückgelassen wurde. Uneingestandene und oft unbewusste Minderwertigkeitsgefühle (*»Ich darf auf keinen Fall mein Gesicht verlieren.«*) werden im Konflikt reaktiviert.

Nachgeben

Nachgeben ist eine Variante, um einen moralisch überlegenen Standpunkt zu behalten, auch wenn die Person in der Sache verloren hat. Nach dem Motto: *»Der Klügere gibt nach.«.* Die Person fühlt sich im Recht, gibt aber nach, da die andere Person noch nicht in der Lage ist die »richtige« Lösung zu erkennen. Konflikte werden dadurch oft schnell beendet. Ob es auf Dauer befriedigend ist immer nachzugeben sei dahingestellt (Motamedi 1999). Kellner (1999) weist darauf hin, das Nachgeben mitunter Folgekonflikte nach sich zieht. Für die Gegenseite kann der Eindruck entstehen, dass es immer leicht ist, einen Sieg zu erringen. Das kann zu einer zunehmenden Dreistigkeit führen. Meist ist der, der nachgegeben hat dennoch mit dem Sieg des Gegners unzufrieden und äußert das mit den Worten: *»Mit mir kann man es ja machen.«* oder er zieht aus der Niederlage einen moralischen Sieg (*»Ich bin ein friedliebender Mensch und streite mit keinem.«*).

Kompromiss

Beide Parteien versuchen, die Bedürfnisse des anderen zu berücksichtigen. Sie sind bereit, zu Gunsten einer Einigung auf bestimmte Dinge zu verzichten und sich in der Mitte zu treffen. Von diesen Zugeständnissen aller lebt ein Kompromiss, deshalb hat man hier Gewinner auf beiden Seiten. Gleichzeitig verlieren aber auch beide

Seiten, denn der Kompromiss wird ihren ursprünglichen Interessen nicht gerecht (Motamedi 1999).

Kooperation
Hier steht der hundertprozentige Gewinn für beide Seiten im Vordergrund. Beiden Parteien ist daran gelegen eine Lösung zu finden. Berücksichtigt werden die Interessen und Bedürfnisse beider Seiten. Oft werden bei diesem Vorgehen, diesem konstruktiven Austausch, neue Ideen entwickelt, die einem Beteiligten alleine nicht in den Sinn gekommen wären.

6.2 Position & Macht

Anerkennung, Wertschätzung, Bevorzugungen, Übertragung von Verantwortung etc. werden von den Teammitgliedern genau registriert. Das sollten Sie als Führungskraft immer »im Hinterkopf« haben. Wahrgenommene Ungerechtigkeiten können zu Intrigen und Machtkämpfen führen. Wenn der Teamkollege bevorzugt wird, ist das eine Kränkung. Es geht um das unerfüllte Bedürfnis nach Anerkennung.

> Ein wichtiger Faktor der zur Arbeitszufriedenheit beiträgt ist Anerkennung.

Das können lobende Worte des Vorgesetzten oder auch Kollegen, auf dessen Meinung man sehr viel Wert legt, sein. Jeder Mensch braucht Anerkennung, um sich zu entwickeln. Anerkennung ist ein Führungsmittel, das leicht einzusetzen ist. Trotz alledem fällt es Führungskräften schwer, Lob auszusprechen (*»Wenn ich nichts sage, ist das doch Lob genug.«*) oder sie entziehen sich mit typischen Antworten (*»Dafür habe ich keine Zeit, hier gibt es wichtigere Dinge zu erledigen.«*). Vielfach steckt auch eine gewisse Angst dahinter, die richtigen Worte zu finden. Eine authentische Führungskraft macht sich darüber keine Gedanken, die richtigen Worte kommen von innen und sind offen und ehrlich gemeint.

Um Position und Macht geht es auch oft bei Auseinandersetzungen auf der emotionaler Ebene. Man will sie gewinnen, behalten oder demonstrieren (Kulbatzki und Schulz-Debor 1993). Diese Machtausrichtung schließt eine Verständigung untereinander aus. Konflikte eskalieren, es gibt kein vor und zurück, solange bis einer der Beteiligten unterliegt. Das bedeutet jedoch keinesfalls eine Lösung des Konflikts, sondern vielmehr, dass die nächste Auseinandersetzung schon vorprogrammiert ist. Manchmal mit denselben Beteiligten, mitunter auch mit anderen Personen, bei denen dann »Dampf abgelassen« wird, es bleibt auf der der emotionalen Ebene. Menschen, denen Position und Macht wichtig sind, beschreiben sich auch selbst als »einsamer Wolf« oder »Fighter«. So ein Verhalten ist kontraproduktiv für jede Teamarbeit und belastet das Klima oft schwer.

Auch am Kommunikationsverhalten lässt sich die innere Haltung ablesen. An bestimmten Formulierungen und am Tonfall kann man erkennen, in welcher Haltung die Betroffenen zueinander stehen und wer wen dominiert: *»Mein liebes Kind ....«*, *»Jetzt hören Sie einmal ganz genau zu!«* Der Gesprächspartner wird herabgesetzt und kleingemacht, hier wird verbal Macht ausgeübt. Es handelt sich um eine Vater-Kind-Kommunikation, die sehr schnell und unbewusst abläuft. Die Führungskraft wechselt in den Zustand des Eltern-Ichs und spricht seinen Mitarbeiter auf der Kind-Ich Ebene an. Solche Wechsel in der Kommunikation beschreibt Berne (1970) in seinem Modell der **Transaktionsanalyse** (TA) sehr prägnant. Die Transaktionsanalyse beschreibt verschiedene Ich-Zustände (Erwachsenen-Ich, Eltern-Ich, Kind-Ich), mit denen beschrieben wird, auf welcher Ebene eine Person aktuell agiert.

Das Erwachsenen-Ich

Das Erwachsenen-Ich entwickelt sich beim Heranwachsen durch die Auseinandersetzung mit der Umwelt (Denken und Gebrauch der Ratio, Analyse, Schlussfolgerungen ableiten, Entscheidungen treffen). Aus dem Erwachsenen-Ich handelt eine Person, wenn sie selbstbestimmt Gefühle, Gedanken, Handlungen und Entscheidungen herbeiführt. Hier wird geprüft, ob Inhalte aus dem Eltern-Ich und Kind-Ich in der Gegenwart noch zutreffen und noch günstig zur Entscheidungsfindung sind. Auch, welche Gefühle aus dem Kind-Ich in welcher Situation gezeigt werden dürfen.

Das Eltern-Ich

Das Eltern-Ich beinhaltet Wert- und Moralvorstellungen, Normen, Regeln und Verbote, Vorurteile sowie alle Umwelteinflüsse, die eine Person gelernt und übernommen hat. Diese sind der Person meist nicht mehr bewusst, sie bestimmen ihr Verhalten automatisch, insbesondere in Stresssituationen. Das Eltern-Ich setzt sich aus einer kritisch wertenden (weist zurück, befiehlt, bestraft, kontrolliert) und einer unterstützend-fürsorglichen (hört zu, hat Verständnis, lobt, tröstet, pflegt, unterstützt) Komponente zusammen.

Das Kind-Ich

Das Kind-Ich In diesem Ich-Zustand sind alle Gefühle gespeichert, die eine Person als Kind hatte. Das Kind-Ich wird von seiner Funktion her unterteilt in das freie Kind (spontan, kreativ, hemmungslos, freut sich, faulenzt), das angepasste Kind (gehorcht, zieht sich zurück, zögert, höflich, unsicher) und das rebellische Kind (mutig, trotzig, beschwert sich über Ungerechtigkeiten).

Durch das Bewusstmachen dieser verschiedenen Haltungen kann, gerade wenn es um Kommunikationsverhalten geht, eine positive Veränderung erreicht werden. Im Berufsalltag und speziell in der Kommunikation mit den Teammitgliedern ist es wünschenswert, aus dem Erwachsenen-Ich heraus zu handeln und zu kommunizieren. Teammitglieder möchten nicht wie Kinder behandelt werden, das führt zu Abwehrverhalten. Kommunizieren sie als Leitung und auch als Teammitglieder untereinander respektvoll und auf Augenhöhe.

6.2.1 Bossing

Wer schweigt, macht mit, wer Unrecht zulässt, stärkt es.

Bossing ist eine Form von Mobbing. Geht der Konflikt vom Vorgesetzten aus und richtet sich gegen Unterstellte, so spricht man von Bossing (engl. »boss«, Chef). Für die systematische Schikane durch Vorgesetzte hat sich dieser Begriff herauskristallisiert. Dieser wird auf die Untersuchungen von Kile zurückgeführt, der in Norwegen auf diesen Umstand aufmerksam gemacht hat und diese Variante des Mobbings als »gesundheitsgefährdende Führerschaft« bezeichnet (Kile 1990).

Beim Bossing werden z. B. die Möglichkeiten des Mitarbeiters eingeschränkt sich zu äußern und zusätzlich wird durch Drohungen Druck ausgeübt. Der Beschäftigte erhält Arbeitsaufgaben, die nicht seiner Qualifikation entsprechen. Er wird von Besprechungen ausgeschlossen, Gespräche finden ohne ihn aber über ihn statt. Es werden

Gerüchte über den Betreffenden verbreitet. Das Opfer wird vor dem Team von dem Vorgesetzten lächerlich gemacht. So wird z. B. in der Teamfrühbesprechung ein Teammitglied zum wiederholten Male vom Chef(arzt) in erniedrigender Weise für vermeintliche Fehler verantwortlich gemacht.

Wenn Chefs mobben, kann es ein Zeichen von Unsicherheit sein. Fast (2009) untersuchte in seiner jüngsten Studie, in welchen Situationen sich Chefs aggressiv verhalten und warum. Erst wenn sich ein Vorgesetzter inkompetent und unsicher fühlt, steigt seine Aggressionsbereitschaft gegenüber seinen Mitarbeitern drastisch an. Menschen in machtvollen Positionen brauchen mehr als andere das Gefühl von Kompetenz und Stärke, um die Anforderungen und Erwartungen zu erfüllen, die mit ihrer Position verbunden sind. Wer sich selbst als unsicher wahrnimmt, könnte sich von einem Untergebenen rasch (auch grundlos) bedroht fühlen und entsprechend offensiv reagieren.

6.2.2 Mobbing und Flaming

... Erst lästern, dann mobben ...

Im Zuge eines Umbaus und der Umstrukturierung einer privaten Augenklinik lässt der Chef in einem Nebensatz vor den Angestellten fallen, dass wahrscheinlich in Zukunft nur noch zwei anstatt drei medizinische Fachangestellte benötigt werden, der OP bleibt weiter mit zwei Anästhesiefachpflegern besetzt. Corinna Carstens wird hellhörig und überlegt sich eine »Strategie«, um ihre Kollegin Marianne Baumann »loszuwerden«. Ihre andere Kollegin Regina Schlag, die eher etwas schüchtern und zurückhaltend ist, wird in den folgenden Wochen von ihr »umgarnt«. Corinna Carstens bietet dauernd unaufgefordert ihre Hilfe an und verabredet sich auch privat mit ihr. Im Praxisalltag verweist sie immer wieder auf kleine Fehler von Marianne Baumann und äußert sich abfällig, v. a. in ihrer Abwesenheit. Regina Schlag lässt sich zunächst darauf ein und lästert mit. Zusammen zu »tratschen« lockert ja auch den Arbeitsalltag ein bisschen auf und nimmt den Stress. Corinna Carstens fühlt sich sicher und geht jetzt einen Schritt weiter. Sie verursacht absichtlich Fehler, die sie Marianne Baumann zuschreibt. Regina Schlag fällt auf, dass das nichts mehr mit »harmlosen Tratsch« zu tun hat und ihre Kollegin Marianne Baumann mittlerweile richtig schikaniert wird. Das empfindet sie als so belastend, dass sie noch am selben Tag, abends nach der Sprechstunde mit ihrem Chef darüber spricht. Er nimmt sich der Sache an.

Die Übergänge zwischen lästern und mobben sind fließend und an entsprechender Stelle, als bereits involvierte Kollegin auszusteigen ist oft nicht leicht und erfordert Mut und Selbstvertrauen. Nicht wegschauen und billigen, sondern hinschauen und aktiv werden ist immer die bessere Alternative. Auch, wenn es im ersten Moment schwieriger erscheint, ist es auf lange Sicht gesehen besser, weil das Richtige getan wurde.

Mobbing

Es gibt Probleme im Berufsalltag, die das Arbeitsklima besonders belasten. Dazu gehört Mobbing (engl. »to mop«, anpöbeln, angreifen, bedrängen, über jemanden herfallen).

Mobbing bezeichnet eine genau einzugrenzende Form des arbeitsbezogenen Psychoterrors. Unter Mobbing am Arbeitsplatz versteht man eine konfliktbelastete Situation, bei der die betroffene Person von einer oder mehreren

Personen systematisch, mindestens einmal pro Woche, und mindestens während eines zusammenhängenden halben Jahres, mit dem Ziel und/oder Effekt des Ausschlusses aus dem gemeinsamen Tätigkeitsbereich, direkt oder indirekt angegriffen wird. Als Psychoterror gelten An- und Übergriffe, die die Kommunikationsmöglichkeiten von Beschäftigten einschränken, ihre sozialen Beziehungen und ihr soziales Ansehen schädigen, die Qualität ihrer Berufs- und Arbeitssituation verschlechtern, die Gesundheit belasten und letztlich die Ausgrenzung und den Ausschluss des Angegriffenen aus dem Betrieb bezwecken (Leymann 1993).

Mobbing ist eine subtile Art von Gewalt, dazu gehören:

- Schikanieren
- Ausgrenzen
- Ständige Kritik an der Arbeit
- Abwertende Blicke und Gesten
- Beschimpfungen
- Beleidigungen
- Ignorieren des Kollegen
- Kontaktverweigerung
- Lustigmachen vor anderen Kollegen
- Verbreitung von Gerüchten
- Sticheleien
- Ausgrenzung aufgrund von Nationalität, Hautfarbe, Alter, Geschlecht etc.

Synonym zu dem Begriff Mobbing wird auch der Begriff »Bullying« verwendet, der so viel wie tyrannisieren, einschüchtern und schikanieren bedeutet. Bullying, das im Ursprung vom Hauptwort »bully« abgeleitet ist bedeutet »brutaler Mensch« oder »Tyrann« (Pikas 1989).

Mobbing wird von Kollegen und Mitarbeitern betrieben. Dabei handeln die Täter selten allein,

überwiegend agieren sie in Gruppen. Andere Gruppenmitglieder werden aufgehetzt und mitgezogen. In
bestimmten Branchen ist Mobbing besonders verbreitet,
z. B. im Gesundheits- und Erziehungswesen und in der
öffentlichen Verwaltung: Mitarbeiter im Gesundheitswesen sind 7-mal häufiger von Mobbing betroffen als Mitarbeiter anderer Berufe (Zapf 2000).

Personen, die mobben verfügen oft über eine
mangelnde Fähigkeit zur Kommunikation. Auch
Intoleranz, soziale Unsicherheit und die Unfähigkeit
Konflikte offen auszutragen gehören dazu. Neid, Miss-
gunst, Arroganz, Frustration, Langeweile, Druck und
Konkurrenzangst sind oft die Auslöser für Mobbing
(Leymann 1993).

Flaming

Flaming (engl. Flame, Flamme, lodern, brennen) heißt,
dass sich Informationen über E-mail im Betrieb wie ein
Lauffeuer ausbreiten. Es kann sogar so weit gehen, dass
Informationen und persönliche Eindrücke von einer
Besprechung, die nur für einen, vermeintlich nahe-
stehenden Kollegen bestimmt waren, plötzlich für alle
zugänglich gemacht worden sind (*»Oh, da bin ich wohl auf
Verteiler gekommen.«*). Nicht alle Kollegen verhalten sich
immer loyal. Die Zusammenarbeit ist dadurch extrem ver-
giftet. Im schlimmsten Fall kann dies sogar zur Kündigung
des Schreibers führen.

> **Praxistipp**
>
> Wie kann sich eine Person, die gemobbt wird, verhalten?

- Fakten sammeln und notieren (wer hat was, wann gesagt oder getan).
- Zeugen suchen.
- Die Aufzeichnungen an einem sicheren Ort aufbewahren.
- Mit dem Vorgesetzten darüber sprechen.
- Externe Hilfe suchen (Hausarzt, Beratungsstellen, Betriebsarzt).

Wie verhalte ich mich als Teamleiter bzw. Führungskraft?

Auch ein Teamleiter kann selbst ungewollt die Ursache für Mobbing werden. Wenn er z. B. einen Lieblingsmitarbeiter hat, den er ständig bevorzugt und als Vorbild darstellt. Diese Mitarbeiter (»Stationsliebling«, »Musterschüler«, »Lieblingsmaus«) können von den Kollegen hinter dem Rücken der Leitung gemobbt werden. Bevorzugen Sie als Teamleitung kein Teammitglied und denken Sie daran, wenn Sie Lob und Anerkennung verteilen. Ihre Mitarbeiter haben sehr »feine Antennen« dafür, wer was wann bekommt.

Auch Mitarbeiter, die der Teamleiter selbst nicht mag und über die er vielleicht einmal abfällige Bemerkungen fallen lässt, werden leicht zu Mobbing-Opfern. Sie gelten schnell als »Prügelknaben«, die die Leitung »zum Abschuss« freigegeben hat. Seien Sie als Führungskraft immer vorbildlich und positiv in Ihrem Verhalten, die Mitarbeiter beobachten ihr Verhalten ganz genau.

Beobachten Sie kritisch, ob nicht vielleicht doch uralte Vorurteile (»...wieder eine von Station 13...«), ungerechtfertigte Abneigungen, Konkurrenzdenken (»Es ist nur eine Oberarztstelle frei.«) und andere menschliche Schwächen die Ursache für Mobbing in Ihrem Team geworden sind.

Sie dürfen nicht zulassen, dass z. B. jüngere Kollegen ältere Mitarbeiter (*»Das kapiert die doch nie mit dem neuen Computer.«*) oder umgekehrt (*»Die ist doch viel zu jung und unerfahren im OP.«*) schikanieren. Achten Sie auf Ihre Vorbildfunktion.

Kellner (1999) weist darauf hin, wachsam gegenüber Mitarbeitern zu sein, die sich selbst immer dann als Mobbing-Opfer bezeichnen, wenn sie ihren Willen nicht bekommen, keine Lust haben sich in eine Arbeitsgruppe einzufügen, ihnen die Arbeit zu anstrengend wird oder keine Kritik annehmen können. Nicht immer sind Mobbing-Opfer die armen, unschuldigen Opfer. Berechtigte Kritik in Form und Vortrag wird gelegentlich als Mobbing uminterpretiert, insbesondere von jammernde Egoisten, Verwöhnten oder »Sensibelchen«.

Mobbing ergibt sich immer aus einem Konflikt, der selbst vielleicht noch gar nicht offenliegt, aus Fehlverhalten (von Opfer, Täter oder Chef) oder aus einem allgemein konfliktträchtigen Umfeld. Dieses kann durch übermäßigen Stress entstehen, durch Langeweile oder auch durch drohende Probleme wie Personalabbau oder Umorganisation. Ständiger Zeitdruck und Überforderung begünstigen Mobbing. Rücksichtnahme, Kollegialität und Hilfsbereitschaft bleiben in derartigen Situationen schnell außen vor (Leymann 1993).

Bei übermäßigen Stress kann es vorkommen, dass Mitarbeiter ihren Frust an einem schwachen und wehrlosen Mitglied des Teams oder an dem (vermeintlichen) Verursacher der Belastungen auslassen: *»Wenn Frau Becker nicht so nachlässig arbeiten würde, hätten wir alle nicht so viel Ärger.«*, *»Die wird schon sehen, was sie davon hat!«*.

Mobbing hat selten einen sachlich nachvollziehbaren Grund in der Person. Mobbing aus Angst vor Veränderungen (zwei aus dem Team müssen auf eine andere Station wechseln) oder vor Verlust des Arbeitsplatzes können dazu führen, dass jeder Kollege ein Konkurrent ist. In solchen Situationen wird das Mobbing-Problem nicht allein dadurch aus der Welt geschafft, dass man das Opfer entfernt. Die Täter suchen sich sofort ein neues Opfer. Jeder, der weg ist, ist ein Konkurrent weniger. Es sind oft Personen gefährdeter, die sich auf irgendeine Weise von den anderen Kollegen unterscheiden. Das bedeutet, die Täter reagieren nicht auf eine objektiv nachvollziehbare fehlende Qualität des Opfers, sondern agieren aus Angst oder Aggressivität. Werden solche Gefühle nicht offen gelegt und bearbeitet, wirkt die zerstörerische Form des Mobbings weiter.

Präventionsmaßnahmen wie etwas Anti-Mobbing-Konventionen, Betriebsvereinbarungen und der Einsatz von Mobbing-Beratern und Schulungsmaßnahmen für Mitarbeiter und Führungskräfte sind daher wichtig und werden schon in einigen Kliniken durchgeführt. In vielen Fällen beginnt Mobbing unmittelbar nach Antritt einer neuen Arbeitsstelle. Am häufigsten tritt Mobbing unter Gleichgestellten auf, daher sind Gruppen dafür anfällig. Frauen sind häufiger Mobbing-Opfer als Männer. Welche Kosten und Konsequenzen Feindseligkeit unter der Belegschaft für das Gesundheitssystem und die einzelnen Mitarbeiter nach sich zieht, zeigt Arle (2004) auf (Top im Job: Nicht ärgern, ändern).

6.2.3 Neid

Der Neid ist die aufrichtigste Form der Anerkennung. (W. Busch)

Es gibt zwei Voraussetzungen für Neid: Konkurrenz und ein geringes Selbstwertgefühl.

... So wäre ich auch gerne ...

Carola Schneider absolvierte ihre Ausbildung zur Pflegerin in Brasilien und arbeitete dort über fünfzehn Jahre selbstständig in einem Dorf. Sie wurde so ausgebildet, dass sie im Notfall einen Arzt oder eine Hebamme ersetzen konnte. Fachärzte und Krankenhäuser waren Stunden entfernt und schlecht zu erreichen. Die Arbeit von Carola Schneider ist durch ein solides Fachwissen, schnelles und richtiges Handeln und oft auch durch Improvisationstalent geprägt. Zurück in Deutschland arbeitet Carola Schneider in der Notfallambulanz einer großen Klinik in Hessen. Von ihrer Kollegin Kristina Meier wird sie beneidet, weil sie für ihre Arbeit mehr Anerkennung und Lob von den Ärzten bekommt. Kristina Meier gibt ihren Neid aber nicht zu, sondern äußert »*Das möchte ich gar nicht alles können, was Carola kann, da müsste ich ja noch mehr machen.*« und »*Na ja, so toll war die Erstversorgung auch nicht.*«.

Das Schlechtreden von etwas, was man eigentlich selbst gerne hätte, ist symptomatisch für neidische Menschen, das ist die einfachste und häufigste Reaktion. Neid macht unzufrieden (Haubl 2001).

Es gibt drei Formen von Neid: Depression, Ehrgeiz und Empörung (Haubl 2001).

- Der **Depressive** erkennt an, dass der andere das begehrte Gut rechtmäßig besitzt. Er glaubt nicht, dass er fähig ist, das Gleiche zu erreichen. Ärger und Wut richtet er gegen sich selbst.
- Der **Ehrgeizige** wird durch seinen Neid angespornt. Ärger und Wut verwandelt er in die Anstrengung, etwas zu erreichen.
- Der **Empörte** glaubt, dass der andere das beneidete Gut nicht rechtmäßig besitzt.

Im o. g. Beispiel ist Kristina Meier eine »Empörte«, die versucht, Carola Schneider mit ihrem Gerede bei den anderen Kolleginnen schlecht zu machen. Bei jeder passenden Gelegenheit lässt Kristina Meier »spitze Bemerkungen« über Carola Schneider fallen. Sie sucht Verbündete, die Carola Schneider auch nicht mögen. Dieses Verhalten ist typisch. Neider werten ihr Selbstwertgefühl auf, indem sie sich mit anderen verbünden. Schafft es Kristina Meier viele Mitstreiter gegen Carola Schneider zu finden, kann das neidische Verhalten nahtlos in Mobbing übergehen. Gehen die Kolleginnen nicht auf die gehässigen Bemerkungen ein, weil es kleinlich und kindisch wirkt oder halten noch dagegen (»*Das hat sie doch wirklich gut gemacht, ein Arzt hätte es auch nicht anders gemacht.*«) wird das Selbstgefühl des Neiders noch schwächer und der Neid auf die Kollegin wächst.

Wie können Sie sich verhalten, wenn Sie in Carola Schneiders Situation wären? Wenn man selbst beneidet wird, hilft es, positiv über den anderen zu sprechen. Lobt man Neider nimmt man die Konkurrenz nicht an (»*Toll, dass du mir bei dem Patienten alles so schnell angereicht hast, wir waren ein gutes Team!*«), stattdessen verkehrt man sie in Wertschätzung. Es ist fast unmöglich, jemanden zu beneiden, von dem man weiß, dass er einen schätzt.

Neid liefert uns Aufschluss über unseren Selbstwert, unseren Ehrgeiz und unser Gerechtigkeitsempfinden. Er regt uns an zu prüfen, ob unsere Ziele, die wir im Leben verfolgen, angemessen sind (Haubl 2001).

… Da würde ich auch gerne hin …

Auf einer Stationsleitersitzung erfahren Frau Schultz und Frau Koch, dass sie an einer dreitägigen Fortbildung zum Thema »Kommunikation und Gruppendynamik« teilnehmen dürfen. Die Fortbildung findet in einem schönen Tagungshotel im Harz statt. Die Frauen sind begeistert und Frau Koch überlegt gleich laut, ob sie ihre Langlauf-ski mitnimmt. Frau Herold und ihre Stellvertreterin Frau Susen, die auch an der Fortbildung teilnehmen wollten, sind enttäuscht. Sie sind doch schon viel länger in der Klinik tätig und haben bislang nur eintägige hausinterne Seminare besuchen dürfen. Zurück auf Station berichten Frau Herold und Frau Susen ihrem Team von den »Highlights« der Sitzung und auch von der Fortbildung für die Teamleitungen der anderen Stationen.

Frau Susen sagt, dass sie etwas enttäuscht sei, dann geht sie zum normalen Tagesgeschäft über. Frau Herold platzt fast vor Neid, sagt aber nichts. In den folgenden Tagen lässt sie keine Möglichkeit aus, um den Teammitgliedern zu berichten, wie neidisch ihre Stellvertreterin auf diese Fortbildung sei, sie selbst könne warten. Sie projiziert ihren eigenen Neid auf ihre Stellvertreterin und entlastet sich somit. Solange Frau Herold in dieser Projektion ist, muss sie sich nicht mit ihren eigenen Neidgefühlen auseinander setzen. Neid und Missgunst machen das Denken »klein«. Diese Gefühle nutzen der Person nicht, weil sie dadurch auch nicht das bekommt, was sie der anderen Kollegin neidet.

Projektion heißt, einem anderen Menschen die eigenen Fehler oder Wünsche zuzuschreiben bzw. zu unterstellen. Projektion gilt in der Psychoanalyse als Abwehrmechanismus, der durch Übertragung tabuisierter Gefühle (hier Neid) und Triebimpulse auf andere den eigenen Schuldgefühlen entgegenwirken soll (Fröhlich 2010).

Auch Konflikte sind oftmals überlagert mit Zuschreibungen/Projektionen, die mit der konkreten Situation und dem Gegenüber überhaupt nichts zu tun haben, sondern bei denen das Gegenüber Projektionsfläche für die eigenen Ängste oder Neid ist.

6.3 Störendes Teamverhalten

6.3.1 Sturheit – Widerstand – Feindseligkeit

Das negative Verhalten eines Teammitglieds kann die gesamte Teamarbeit schwer belasten.

So kann eine unflexible Grundhaltung (im Extremfall Sturheit) zu erheblichem Widerstand in Arbeitsabläufen führen, die letztendlich in Aggression und offene Feindseligkeit münden können.

... Alles neu ...

Dr. Heller, ein junger neuer Oberarzt verändert bestimmte eingefahrene Abläufe im OP, die ein Umdenken für den instrumentierenden Operationsfachpfleger Steffen Lange erfordern. Dieser möchte gerne am alten, für ihn gewohnten Schema festhalten und reagiert mit den Worten: *»Das haben wir bei Dr. Stein aber immer anders gemacht!«*. Dr. Heller kontert: *»Ich bin aber nicht Dr. Stein, ab jetzt machen wir es so, wie ich es vorgebe.«*.

Solche Konflikte sind typisch und wiederholen sich. Gerade bei Verfahren, wo es um persönliche »Vorlieben« geht (eine andere Lagerung des Patienten, von links Instrumentieren etc.) und es mehrere verschiedene Lösungsmöglichkeiten gibt. Diese »kleinen Machtspiele« setzen sich fort und bei der nächsten OP liegen die Instrumente wieder auf der »falschen« Seite. Für den Arzt ist das eine stark belastende Situation, weil er sich in seiner Kompetenz angezweifelt fühlt. Es ist immer ein heikler Punkt für »junge« oder »neue« Mitarbeiter damit umzugehen. Oft fehlt es ihnen noch an Führungskompetenz und Erfahrung, sie reagieren deshalb mit autoritärem Verhalten oder starker Unsicherheit.

Natürlich bedeutet es für den Pfleger einen höheren kognitiven Aufwand sich umzustellen, der auch zu Stress führen kann. Es ist jedoch nicht zielführend und kooperativ stur an den alten Verfahren festzukleben und damit immer wieder Konflikte heraufzubeschwören.

Gerade im OP sind die Kommunikation und die Team-atmosphäre besonders wichtig. Da es sich überwiegend um zeitkritische oder irreversible Abläufe handelt führen Störungen in der Kommunikation und im zwischen-menschlichen Bereich zu einem deutlichen Ansteigen der Fehler (Waleczek und Hofinger 2005).

Desinteresse

Desinteresse ist oft das Resultat eines langwierigen Prozesses. Es zeigt sich, wenn ein Mitarbeiter innerlich abschaltet und das nach außen verbirgt. Wiederholte frustrane Versuche, z. B. unreflektiert oder unbegründet abgelehnte Verbesserungsvorschläge führen auf Dauer zum Nachlassen der Eigeninitiative und Desinteresse. Dies drückt sich dann im »Dienst nach Vorschrift« oder auch innerer Kündigung aus und ist belastend für das gesamte Team.

Unter der inneren Kündigung wird der Entschluss eines Arbeitnehmers verstanden, seine Leistungsbereitschaft und seinen Arbeitseinsatz bewusst, aber stillschweigend zurückzunehmen. Diesen Prozess vollzieht der Betroffene unauffällig, da er seine Arbeitsstelle behalten möchte (Brinkmann und Stapf 2005). Hinweise dafür können sein:

- Keine Vorschläge, keine Kritik,
- Entscheidungen werden kommentarlos hingenommen,
- kein Interesse an Auseinandersetzungen,

- zum typischen Ja-Sager geworden,
- Mitläufer, stets bei der Mehrheit,
- Dienst nur nach Vorschrift, keine Überstunden, kein Engagement,
- Eingriffe in seinen Arbeitsbereich werden hingenommen,
- häufige Fehlzeiten,
- sozial erwünschtes Auftreten, fast schon zu angenehm und angepasst,
- Fernbleiben von Veranstaltungen im Betrieb, Geburtstagsfeiern.

Oftmals werden diese Hinweise von der Führungskraft nicht wahrgenommen, weil sie keinen Rückschluss auf – auffälliges – Verhalten des Mitarbeiters zulassen.

Eine Führungskraft, die kein Interesse an Verbesserungsvorschlägen der Mitarbeiter zeigt, Mitarbeiter wie unmündige Kinder behandelt und ihnen wenig Handlungsspielraum einräumt, trägt auf Dauer dazu bei, dass Dienst nach Vorschrift gemacht wird.

6.3.2 Rollenüberschreitungen

Ein typischer Konfliktherd ist die Information der Angehörigen über Ausmaß, Schwere und Prognose der Erkrankung des Patienten. Dies ist ganz klar eine ärztliche Aufgabe, die aber trotzdem immer wieder von dem pflegenden Personal übernommen wird. Oft führen zeitliche Engpässe dazu (der Arzt ist nicht auf Station, gerade im OP etc.). Trotz allem darf es nicht zu diesen Rollenüberschreitungen kommen (»Chefsache«). Auch ein Pfleger möchte bei Problemen während seines Urlaubsfluges nicht von der Flugbegleiterin, sondern vom Kapitän informiert werden.

6.4 So kommunizieren Sie richtig

Wertschätzung, Ehrlichkeit und echtes Interesse an unserem Gegenüber sind die Voraussetzungen für ein gelungenes Gespräch. Viele Gespräche scheitern daran, dass wir uns zu wenig Zeit nehmen und zu sehr auf Ergebnisse und Lösungen fixiert sind.

Es muss immer alles schnell gehen (»...*dann haben wir die Sache schnell vom Tisch!«*). Oft merken wir nicht einmal, wie schnell wir zu wissen meinen, was der andere sagen will und was sein Problem ist »*Du brauchst mir gar nichts zu erklären, ich weiß Bescheid.*«, ist ein beliebter »Killersatz« oder »*Ich weiß genau, was du fühlst, das kenne ich.*«. Niemand kann genau wissen, was ein anderer fühlt, bevor er sich nicht die Mühe gemacht hat, ihm zuzuhören. Bei einer guten und wirkungsvollen Kommunikation kommt es insbesondere auf Authentizität an.

6.4.1 Kommunikationsstrukturen

> Es ist besser, mit dem Fuß auszugleiten als mit der Zunge.

In Gruppen lassen sich mitunter ganz typische Kommunikationsstrukturen beobachten. Dazu gehören schwarzer Humor, Tratschen, Ironie etc. Diese blockieren die Kommunikation und verhindern akut, dass sich die Teammitglieder öffnen.

Schwarzer Humor kann sehr verletzend sein, nicht alle können entsprechend kontern oder darüber lachen. Er erschwert immer die Kommunikation, wie meint er es denn wirklich?

... Schwarzer Humor ...

»Mit deinem Kaffee kannst du dir Zeit lassen, du musst heute in Zimmer 12 ein Bett weniger machen.«.

Ironie (»kleine Nadelstiche«) kommt in Gesprächen oft unvermutet und von hinten. Der Begriff Ironie bedeutet erheuchelte Unwissenheit, Verstellung. Wer Ironie übertreibt, landet bei Sarkasmus, Zynismus und schließlich Spott (Schaffer-Suchomel und Krebs 2007). **Zynismus** ist nicht nur ein Zeichen von Resignation, sondern verletzt auch, und **Sarkasmus** als Spott verletzt meist eine andere Person (Kastner 2008).

... Goldenes Stethoskop ...

»Bei deiner Arbeitsgeschwindigkeit solltest du dich lieber im Altenheim bewerben.« Oder aber *»Na, willst du dir heute wieder das goldene Stethoskop verdienen?«.*

Beim **Tratschen** wird außerhalb von Teambesprechungen mit einem Kollegen über ein allgemeines Teamproblem oder über ein Problem, das man mit einem Teammitglied hat, geredet. Die direkte Konfrontation wird gemieden und es dient immer dazu, nur einseitig die eigene Position darzustellen und den Kollegen mit auf die eigene Seite zu ziehen.

... Klatsch und Tratsch ...

»Hast du schon gehört, dass Beate doch nicht die Teamleitungsstelle bekommt.«

Jedes Teammitglied sollte sich daher weigern, am Tratschen teilzunehmen. Nach dem Motto: *»Wir können miteinander reden, aber nicht übereinander!«.* Auch die Leitung sollte ein solches Verhalten sofort unterbinden und auf gar keinen Fall mitmachen (Vorbildfunktion).

6.4.2 Kommunikationsfallen

Es gibt in der Kommunikation bestimmte Formulierungen, die die Gesprächsatmosphäre extrem stören bzw. abrupt zum Stillstand bringen und die Gefühle des Gesprächspartners massiv verletzen. Dazu gehören:

Blockierungen

»Das haben wir auf Station schon immer so gemacht.«, »Das haben wir schon oft versucht.«, »Das funktioniert sowieso nicht.«, »Was Station 5 macht ist mir egal.«, »Gute Idee, aber das machen wir nicht.«.

Diese Formulierungen zeichnen extrem unflexible Personen aus. Sie halten starr und beharrend an alten Dingen fest und sind deshalb nicht fähig »Neues« zu entdecken. Wer ständig denselben Stil, dieselbe Art und dieselbe Strategie anwendet, begrenzt sich selbst.

Killerphrasen

»Das ist ja unrealistisch.«, »Für so einen Quatsch haben wir keine Zeit.«, »Leben Sie auf dem Mond?«, »Jeder vernünftige Mensch weiß doch …«, »Du brauchst mir gar nichts zu erklären, ich weiß Bescheid.«, »Das ist doch Unsinn!«, »Ich verstehe nicht, warum du damit Probleme hast.«.

Bagatellisierungen

»Ach, davor brauchen Sie doch keine Angst zu haben.«, wenn z. B. eine Praktikantin zusammen mit einer Pflegerin eine verstorbene Frau aus dem Krankenzimmer in die Pathologie bringt. *»Das ist doch nicht der Rede wert.«, »Da brauchen Sie doch kein komisches Gefühl zu haben.«, »Das ist hier unser täglich Brot«.*

Druckformulierungen

»Ich erkläre Ihnen das …«, »So schwierig ist das doch gar nicht!«, »Na hören Sie mal, das weiß man doch.«.

Denken Sie auch einmal über Wörter nach, die zusätzlich Stress und Druck erzeugen, wie bspw. „schnell", müssen, kurz und „eilig". Geht es schneller, wenn man „schnell" sagt?

> Killerphrasen sind verbale Druckmittel, mit denen bestimmte Verhaltensweisen erzwungen bzw. erpresst werden. Sie sind immer schädlich für die Kommunikation, weil sich der Empfänger angegriffen fühlt.

6.4.3 Beachten Sie Kommunikationsregeln

- Es redet immer nur eine Person.
- Jeder darf ausreden (Zeitlimit setzen, max. 5 min).
- Keine Nebengespräche.
- Aufmerksam zuhören und aufeinander eingehen (*»Habe ich dich richtig verstanden?«*).
- Keine Schuldzuweisungen, die Gruppe diskutiert über die Sache.
- Persönliche Angriffe sind nicht erlaubt. Keine »Blame-games« (Erklärung s. unten).
- Das Ziel, das Finden einer Lösung im Kopf behalten.
- In Ich-Form sprechen. Vermeiden Sie »Man«- bzw. »Wir«-Formulierungen (Motamedi 1999).

> **Blame-game**
>
> »Blame-game« kommt vom engl. »to blame«, jemanden blamieren und bezeichnet im Amerikanischen das Zurück-fallen in Vorwürfe. Es wird nicht mehr versucht zukunfts-

orientiert zu denken, sondern die Parteien bemühen die Vergangenheit, um den anderen vorzuführen.

Überprüfen Sie Ihr Kommunikationsverhalten, indem Sie folgende Aspekte berücksichtigen:

Aktives Zuhören

Konzentrieren Sie sich auf das, was der andere sagt. Eine gute Methode ist, dass der Zuhörer mit eigenen Worten wiederholt, was er glaubt, verstanden zu haben, z. B. *»Habe ich dich richtig verstanden, dass …«, »Hast du das Gesagte so und so gemeint?«, »Ich fasse das Gesagte noch einmal zusammen, habe ich alles richtig verstanden und wiederholt?«* Missverständnisse lassen sich so vermeiden, besonders dann, wenn es sich um ein Konfliktgespräch handelt. Nehmen sie sich Zeit für Gespräche, Menschen fühlen sich zugehörig, wenn man ihnen zuhört.

Ich-Botschaften

Sprechen sie in der Ich-Form, wenn sie kommunizieren, besonders, wenn sie etwas stört.

„Mir gefällt nicht, dass …", „Ich habe ein Problem damit, wenn …", „Ich nehme wahr …", „Ich möchte, dass …", „Ich erlebe Sie …", „Aus meiner Sicht…"

Vermeiden Sie auch hier Pauschalisierungen, wie nie, immer etc. und bleiben Sie sachlich.

„Sie halten sich nie an unsere Absprachen", „Immer machen Sie, was Sie wollen"

Besser:

„Ich hatte unsere Absprachen anders in Erinnerung", „Ich möchte, dass das aufhört"

Konzentration auf den Gesprächspartner

Wenn Sie ein Gespräch führen, konzentrieren Sie sich auf ihren Gesprächspartner und unterbrechen Sie ihn nicht (das ist unhöflich, oft wird hier Macht demonstriert). Menschen haben mitunter die Angewohnheit dazwischenzufunken und gute Ratschläge zu geben (*»Ja, ich weiß, dass kenne ich …«, »Ja, das hatte ich auch schon einmal.«*). Ihr Gesprächspartner fühlt sich dadurch nicht wahrgenommen und verstanden. Sie versäumen, durch diese vorschnelle Reaktion auf ihren Gesprächspartner, sich Zeit für ein wirkliches Verständnis des Problems zu lassen. Beenden Sie nie die Sätze ihres Gesprächspartners (*»Ja, ich weiß und dann konntest du das Röntgenbild noch einmal machen.«*) und auf gar keinen Fall, wenn Sie jemanden im Team haben der stottert.

Weitere »kommunikative Unarten« sind:

- Eine Erwiderung zu Recht legen, während die andere Person noch spricht. Sie sind dann mit ihrer Konzentration bei sich und nicht bei ihrem Gesprächspartner.
- Die Gedanken abschweifen lassen. Ein häufiges Nachfragen ist dann die Folge (*»Was hast du gerade gesagt?«, »Kannst du das bitte noch einmal sagen?«*).
- Reden, wenn der andere noch spricht (*»Habe ich dir schon von dem Simulator mit Force-Feedback-Technik erzählt?«*) oder mitten im Satz eine Frage stellen (*»Was ist denn gestern aus der Blutsenkung von Herrn Schöffel geworden?«*).

Überprüfen Sie Ihre Kommunikation und seien Sie wachsam, denn dann können Sie »eingefahrene« Kommunikationswege auch wieder verlassen und Fehler vermeiden.

6.4.4 Verschiedene Fragetechniken

Wer richtig gut zuhört, stellt richtig gute Fragen.

Fragen halten ein Gespräch in Gang und signalisieren Interesse am Gegenüber. Fehlende Informationen können so eingeholt werden. Damit das Gespräch flüssig läuft, stellen Sie immer nur eine Frage und verzichten Sie auf verschachtelte Sätze. Gehen sie nie unvorbereitet in ein (wichtiges) Gespräch. Formulieren Sie Ihre Fragen verständlich und knüpfen Sie an das Wissen und die Bedürfnisse Ihres Gesprächspartners an.

Offene Fragen

Offene Fragen sind Fragen, die dem Befragten alle Möglichkeiten zur Antwort offen lassen. Eine offene Fragestellung erkennt man daran, dass sie nicht nur mit einem Wort beantwortet werden kann. Es sind die typischen »W-Fragen« (was, wie, wo, warum, wer, womit, wodurch). Beispiel: »*Wie könnten wir deiner Meinung nach morgens den Ablauf verbessern?*«, »*Welchen Vorschlag machen Sie?*«, »*Was halten Sie von dem neuen Ultraschallgerät?*«. Durch offene Fragen erhalten Sie viele Informationen und Lösungsvorschläge. Die Befragten fühlen sich nicht eingeengt, sondern persönlich angesprochen. Offene Fragen bieten Raum für ausführliche Antworten und der Befragte hat die Möglichkeit, etwas zu begründen, in bestimmten Zusammenhängen darzustellen oder bestimmte Handlungsweisen zu erklären.

Geschlossene Fragen

Geschlossenen Fragen sind Fragen, die die erwartete Antwort auf Ja oder Nein, einen Begriff oder eine ganz bestimmte Information beschränken. »*Haben wir noch genug Zellstoff?*« Geschlossene Fragen sind sinnvoll, wenn Sie nur ganz kurz und knapp eine bestimmte Information einholen wollen. Diese Art der Fragetechnik ist zu vermeiden, wenn Sie ein Gespräch in Gang halten möchten.

Suggestivfragen

Suggestivfragen sind Fragen, die den Gesprächspartner durch die Wortwahl und durch eine absichtliche Eingrenzung der Möglichkeiten unterschwellig nahe legen, eine bestimmte Antwort zu geben. Sie drängen den Gesprächspartner in die Defensive.

> Vermeiden Sie Suggestivfragen.

Mit der Suggestivfrage will ich manipulieren, dem Gegenüber meine Meinung aufdrängen, da jede Suggestivfrage meine Meinung in Frageform darstellt.

… Denken Sie nicht auch, dass …

»*Sicher befürworten Sie ja auch, dass wir nur einmal im Monat eine Teambesprechung einberufen.*«, »*Sie sind doch auch der Meinung, dass noch ein Mann gar nicht in unser Team passt.*«, »*Sie sind doch auch überzeugt, dass die Hauptschwierigkeit mit Frau Dr. Hansen zusammen zu arbeiten, an ihrer mangelnden Motivation und ihrer überheblichen Art liegt.*«, »*Ihnen ist doch auch an einer schnellen Entscheidung gelegen?*«

Skalierungsfragen

Mit skalierenden Fragen wird versucht, eine Aussage eindeutig fassbar zu machen. Der Befragte wird dadurch gezwungen, einen klaren Standpunkt zu beziehen und Verallgemeinerungen zu unterlassen. Manchmal ist diese Fragetechnik sinnvoll, wenn eine Person stark ausweicht oder sich nicht festlegen kann.

... Eins bis zehn ...

»Wie stark sind Ihre Schmerzen auf einer Skala von eins bis zehn?«

Sondierungsfragen

Sondierungsfragen werden eingesetzt, um genauere Informationen zu einem Themengebiet zu erhalten. Sie ermutigen den Befragten dazu, konkret zu werden. Sondierungsfragen werden besonders in der Anamnese eingesetzt.

... Seit wann ...

»Seit wann haben Sie die Bewegungseinschränkung im rechten Bein?«, »Haben Sie Schmerzen?«, »Trat es plötzlich auf?«, »Gab es einen bestimmten Auslöser?«, »Wie fühlt es sich an?«.

Fragen sind ein wichtiges Element in der Kommunikation. Das Gespräch wird lebendig und das wirkt sich positiv auf die Beziehungsebene aus. So können Sie Missverständnisse vermeiden und dem gewünschten Ziel näherkommen.

Fazit

- Konflikte gehören zum Teamalltag.
- Aus Sachproblemen werden schnell Beziehungs-
probleme.
- Ein gutes Konfliktgespräch baut Vertrauen auf.
- Ziele müssen positiv formuliert werden.
- Führungskräfte präferieren bestimmte Verhaltensmuster
in Konflikten.
- Bossing, Mobbing und Neid vergiften die Atmosphäre.
- Negative Kommunikationsstrukturen belasten das Team.
- Kommunikationsregeln sind wichtig.
- Fragen beleben das Gespräch.

7

In aller Kürze

Der Mensch ist die beste Medizin des Menschen. (aus Nigeria)

In Gesundheitsfachberufen bestimmt die Kommunikation den Alltag. Diese wird von vielen unterschiedlichen Störquellen beeinflusst. Dazu gehören der Schichtdienst, Hektik, Stress, emotionale Belastungen, Zeitdruck, Kostendruck und zu wenig Personal.

Teams, die im Gesundheitswesen tätig sind, müssen sich immer wieder neu auf verschiedene Menschen und Situationen einstellen. Das erfordert soziale Kompetenz und Flexibilität im Denken und Handeln. Auf der einen Seite profitiert ein Team von den verschiedenen Persönlichkeiten, auf der anderen Seite führt dies auch immer wieder zu Spannungen und Konflikten. Diese frühzeitig zu erkennen und zu lösen ist eine Herausforderung sowohl für die Leitung, als auch für alle Teammitglieder.

© Der/die Autor(en), exklusiv lizenziert an Springer-Verlag GmbH, DE, ein Teil von Springer Nature 2023
S. Möller, *Einfach ein gutes Team – Teambildung und -führung in Gesundheitsberufen,* Top im Gesundheitsjob,
https://doi.org/10.1007/978-3-662-67614-1_7

Fachkompetenz und antrainierte Rollen allein reichen nicht aus, um ein Team zu führen. Eine authentische Führungspersönlichkeit, die ihre eigenen Stärken und Schwächen kennt, ist hier gefordert. Zur Mitarbeiterführung gehört ein hohes Maß an interpersonalen Fähigkeiten, analytischem Denkvermögen und die Fähigkeit Gefühle mitzuteilen. Gerade auf der Beziehungsebene entstehen die meisten Kommunikationsstörungen und Konflikte. Ein offenes Gespräch und ein konstruktives und wertschätzendes Miteinander sind wichtig, um Störungen und Missverständnisse zu vermeiden. Schuldzuweisungen helfen bei Konflikten nicht weiter, sie sind vergangenheitsbezogen und führen nie zum Ziel.

Jeder Einzelne kann persönlich viel dazu beitragen, dass Teamarbeit gelingt. Dazu gehört die Reflexion des eigenen Verhaltens, d. h. worauf richten Sie ihre Wahrnehmung, wie gehen Sie mit Vorurteilen um, welche Annahmen bestimmen Ihr Denken, wie begegnen Sie anderen Teammitgliedern und wie gehen Sie mit Konflikten um.

Authentizität, Respekt, ein kultursensibles Miteinander, Engagement, Selbstverantwortung und Klarheit in der Kommunikation bilden die Basis für eine erfolgreiche Teamarbeit und Teamentwicklung.

Literatur

Antoni C (2003) Teamarbeit. In: Auhagen AE; Bierhoff HW (Hrsg) Angewandte Sozialpsychologie. Das Praxishandbuch. Beltz, Weinheim

Arle L (2004) Horizontal caring in nursing and a narrative community experience. Unpublished thesis for Masters in Nursing. Washington State University, Washington

Arnold E, Blocks KU (1999) Interpersonal relationships. Professional communication skills for nurses. Saunders, Philadelphia

Auhagen AE, Bierhoff HW (2003) Angewandte Sozialpsychologie. Das Praxishandbuch. Beltz, Weinheim

Banaji M R, Greenwald G (2015) Vor-Urteile. Wie unser Verhalten unbewusst gesteuert wird und was wir dagegen tun können. Dtv, München

Bandura A (1969) Principles of behavior modification. Holt, Rinehart & Winston, New York

Bandura A (1979) Sozial-kognitive Lerntheorie. Klett, Stuttgart

© Der/die Herausgeber bzw. der/die Autor(en), exklusiv lizenziert an Springer-Verlag GmbH, DE, ein Teil von Springer Nature 2023
S. Möller, *Einfach ein gutes Team – Teambildung und -führung in Gesundheitsberufen*, Top im Gesundheitsjob,
https://doi.org/10.1007/978-3-662-67614-1

Barett A, Piatek C, Korber S, Padula C (2009) Lessons learned from lateral violence and team-building intervention. Nurs Adm Q 33:342–351

Bartholomew K (2009) Feindseligkeit unter Pflegenden beenden. Huber, Bern

Berne E (1970) Spiele der Erwachsenen. Psychologie der menschlichen Beziehungen. rororo, Hamburg

Börderlein I (2013) Gut gerüstet gegen Rüpel. http://www.aerztezeitung.de/panorama/article/838888/konzept-klinikmitarbeitergeruestetruepel.html. Zugegriffen: 1. Apr. 2016

Bonkowski F (2009) Team Building. 44 Aktionen, die verbinden. Aussaat, eukirchen-Vluyn

Brinkmann RD, Stapf KH (2005) Innere Kündigung. Wenn der Job zur Fassade wird. Beck, München

Buller PF (1986) The team-building-task performance relation: some conceptual and methodological refinements. Group & Organization Studies 11:3

Clark PR (2009) Teamwork: building healtier workplaces and providing safer patient care. Crit Care Nurs Q 32:221–231

Covey St M.R (2009) Schnelligkeit durch Vertrauen. Gabal, Offenbach

Creative Healthcare Management (2008) Leading an empowered organization. Inspiring ownership for excellence. Training manual. Creative Healthcare Management, Minneapolis

Czypionka S (2003) Umgang mit schwierigen Partnern, Kunden, Mitarbeiter, Kollegen, Vorgesetzte. Redline Wirtschaft bei Ueberreuther, Frankfurt

Darmann I (2000) Kommunikative Kompetenzen in der Pflege. Ein pflegedidaktisches Konzept auf der Basis einer qualitativen Analyse der pflegerischen Kommunikation. Kohlhammer, Stuttgart

Davidson PM (2002) The surgeon for the future and implications for training. ANZ 72:822–828

De Paulo B, Friedmann HS (1998) Nonverbal communication. In: Gilbert DT, Fiske ST, Lindzey G (eds) The handbook of social psychology. McGraw-Hill, NewYork

Fast NJ, Chen S (2009) When the boss feels inadequate. Psychological Science, Early View online

Ferguson LR (1970) Personality development. Brooks Cole, Belmont (Kalifornien) Francis D, Young D (2007) Mehr Erfolg im Team. Windmühle Verlag, Essen

Fredrickson BL (2005) What good are positive Emotions? Vortrag auf derAmerican Psychological Association in Washington

Fredrickson BL (2009) Positivity. Crown, New York

Fredrickson BL (2011) Die Macht der guten Gefühle. Wie eine positive Haltung ihr Leben dauerhaft verändert. Campus, Frankfurt

Freudenberger H (1974) Staff Burn-Out. J Social Issues 30:159–165

Fröhlich WD (2010) Wörterbuch Psychologie. dtv, München

Gellert M, Nowak C (2002) Team arbeit – Teamentwicklung– Teamberatung. Limmer, Meezen

Goffee R, Jones G (2006) Führen mit Charakter. Harvard Business Manager, 74, 133–148

Goleman D (2003) Emotionale Führung. Ullstein, Berlin

Grant Halverson H (2012) Nine things successful people do differently. Harvard Business Review Press, Boston

Grant Halverson H (2015) No one understands you and what to do about it. Harvard Business Review Press, Boston

Grönemeyer D (2003) Mensch bleiben. High Tech und Herz – eine liebevolle Medizin ist keine Utopie. Herder, Freiburg

Günther U (2003) Basics der Kommunikation. In: Auhagen AE, Bierhoff HW (Hrsg) Ange wandte Sozialpsychologie. Das Praxishandbuch. Beltz, Weinheim

Haubl R (2001) Neidisch sind immer nur die anderen. Beck, München

Hillhouse J, Adler C (1997) Investigating stress effect pattern in hospital staff nurse: results of a cluster analysis. Social Science Medicine 45:1781–1788

Hope JM, Lugassy D, Meyer R et al (2005) Bringing interdisciplinary and multicultural team building to health care education: the downstate team-building initiative.

Academic medicine. J Association Am Med Colleges 80:74–83

Howard DM (1988) The effects of touch in the geriatric population. Physical and Occupational Therapy in Geriatrics 6:35–50

Howes M (2020) A good apology. Four steps to make things right. Piatkus, London

Hüther G (2009) Biologie der Angst. Wie aus Stress Gefühle werden. Vandenhoeck Ruprecht, Göttingen

Jourard SM, Friedman R (1970) Experimentersubjekt Distance and Self-disclosure. J Pers Soc Psychol 15:278–282

Kaluza G (2014) Gelassen und sicher im Stress, 5. Aufl. Springer, Heidelberg

Kastner M (2008) Ethische Kommunikation. In: Auhagen AE (Hrsg.) Positive Psychologie. Beltz/PVU, Weinheim

Keating CF (1985) Human dominance signals. The primate in us. In Ellison SY & Dovido JF (Eds.) Power, dominance and nonverbal behavior, S 89–108. Springer, New York

Kellner H (1999) Konflikte verstehen, verhindern, lösen. Hanser, München

Kersting K (2019) Coolout in der Pflege. Mabuse Verlag, Frankfurt a. M.

Kile S (1990) Helsefarlege leiarskap. Ein eksplorerande studie. Rapport til Norge. Almenvitenskapleige Forsknkngsrad. Universität Bergen

Körner M (2008) Analysis and development of multi-professional teams in medical rehabilitation. Psycho-Social medicine 5: Doc01

Krech D, Crutchfield R (2008) Grundlagen der Psychologie. Beltz, Augsburg

Kulbatzki P, Schulz-Debor U (1993) Konfliktsituationen im Krankenhaus. Recom, Kassel

Lennick D, Kiel F (2006) Moral Intelligence. Redline Wirtschaft, Heidelberg

Leymann H (1993) Mobbing – Psychoterror am Arbeitsplatz und wie man sich dagegen wehren kann. rororo, Hamburg

Lipton BH (2007) Intelligente Zellen. KOHA, Burgrain

Mabey C, Caird S (1999) Building Team Effectiveness. Open University, Milton Keynes

Margerison C, McCann D (1990) Team management. Practical new approaches. Mercury, London

Matschnig M (2008) Körpersprache. Gräfe Unzer, München

Mattes K (1992) Team building: help employees change from me to we. HR Focus 69:9

Mc Gonigal K (2015) The upside of stress: why stress is good for you and how to get good at it. Avery, New York

Mehrabian A (1967) Inference of attitudes from nonverbal communication into channels. J Consulting Psychology 31:248–252

Mehrabian A, Weiner M (1967) Decoding inconsistent communikation. J Personality & Social Psychology 6:109–114

Mentzos S (1988) Interpersonale und institutionalisierte Abwehr. Suhrkamp, Frankfurt

Meuselbach S (2015) Weck die Chefin in dir: 40 Strategien für mehr Selbstbehauptung im Job. Ariston/Verlagsgruppe Random House, München

Motamedi S (1999) Konfliktmanagement. Gabal, Offenbach

Müller M (2001) Das vierte Feld. Die Bio-Logik der neuen Führungselite. Econ, München

Müller-Timmermann (2004) Ausgebrannt – Wege aus der Burnout-Krise. Herder, Freiburg

Nelting M (2014) Burn-out. Wenn die Maske zerbricht. Goldmann, München

Nerdinger FW (2003) Motivation von Mitarbeitern. Hogrefe, Göttingen

Newberg A, Waldmann MR (2013) Die Kraft der mitfühlenden Kommunikation. Kailash, München

Oppelt S (2004) Management für die Zukunft. Spirit im Business. Anders denken und führen. Kösel, München

Ostermann T, Bertram M, Bussing A (2010) A pilot study on the effects of a team building process on the perception of work environment in an integrative hospital for neurological rehabilitation. BMC Complement Altern Med 10:10

Pettinari CJ (1988) Task, talk and text in the operating room: a study in medical discource. Ablex, Norwood

Pikas A (1989) The common concern method for the treatment of mobbing. In: Roland E (ed) Bullying: an international perspective. David Fulton, London

Possehl G, Meyer-Grashorn A (2008) Trust yourself. Haufe, München

Püttjer C, Schnierda U (2003) Geheimnisse der Körpersprache. Campus, Frankfurt

Rechtin W (2003) Gruppendynamik. In: Auhagen AE, Bierhoff HW (Hrsg) Angewandte Sozialpsychologie. Das Praxishandbuch. Beltz, Weinheim

Reinker S (2007) Rache am Chef. Die unterschätzte Macht der Mitarbeiter. Econ, Berlin

Riemann F (2009) Grundformen der Angst. Reinhardt, München

Rosenberg MB (2007) Gewaltfreie Kommunikation. Aufrichtig und einfühlsam miteinander Sprechen. Junfermann, Paderborn

Rosenbusch HS, Schober O (2004) Körpersprache und Pädagogik: Pädagogische und fachdidaktische Aspekte nonverbaler Kommunikation. Schneider, Hohengehren

Rosenstiel L v. (1992) Grundlagen der Organisationspsychologie. 3. Aufl. Schäffer-Poeschel, Stuttgart

Rosini S (1996) Erwachsenengerechtes Lernen in der Gruppe. emwe, Nürnberg

Sandler J, Dare C, Holder A (2009) Die Grundbegriffe der psychoanalytischen Therapie. Klett-Cotta, Stuttgart

Satir V (2009) Selbstwert und Kommunikation. Klett-Cotta, Stuttgart

Schad N, Michl W (2004) Outdoor-Training. Personal-und Organisationsentwicklung zwischen Flipchart und Bergseil. Reinhardt, München

Schaffer-Suchomel J, Krebs K (2007) Du bist, was du sagst. mvg, Heidelberg

Scherer KR, Walbott H (1979) Non verbale Kommunikation. Forschungs berichte zum Interaktionsverhalten. Beltz, Weinheim

Schmidt-Grunert M (2002) Soziale Arbeit in Gruppen. Eine Einführung. 2. Aufl. Lambertus, Freiburg

Schulz von Thun F (1981) Miteinander Reden 1. Störungen und Klärungen. Rowohlt, Reinbek

Schulz von Thun F (1989) Miteinander Reden. 2. Stile, Werte und Persönlichkeitsentwicklung. Rowohlt, Reinbek

Selye H (1956) The Stress of Life. McGraw-Hill, New York

Sexton JB, Thomas EJ, Helmreich RL (2000) Error, Stress and Teamwork in medicine and aviation: cross sectional surveys. BMJ 320:745–749

Sprenger R K (2015) Das anständige Unternehmen. Was richtige Führung ausmacht – und was sie weglässt. Deutsche Verlags-Anstalt, München

Sprenger RK (2002) Vertrauen führt. Campus, Frankfurt

Sprenger RK (2022) Magie des Konflikts. Pantheon Verlag, München

Stokes J (1994) The unconscious at work in groups and teams. In: Obholzer A, Roberts VZ (1994) The unconscious at work. Individual and organizational stress in the human services. Routledge, London

Stolze H (2007) Die Kultivierung der älteren Stimme – eine Chance für mehr Lebensqualität im Alter. http://www.forum-stimme.de/stimmkultur/senior.html. Zugegriffen: 1. Apr. 2016

Ströker D (2007) Einarbeitung neuer Mitarbeiter. VDM, Saarbrücken

Taylor F (2005) A comparative study examining the decision-making process of medical and nursing staff in weaning patients from mechanical ventilation. Inten sive Critical Care Nursing 22:253–263

Tewes R (2002) Pflegerische Verantwortung. Huber, Bern

Tewes R (2011) Führungskompetenz ist lernbar. Springer, Heidelberg

Tewes R. http://www.crowncoaching.de. Zugegriffen: 11. Apr. 2016

Topf K, Gawrich R (2005) Das Führungsbuch für freche Frauen. Redline Wirtschaft, Frankfurt

Towle A, Hoffman J (2002) An advanced communications skill course for fourth-year profes sional Clerkship students. Acad Med 77:1165–1166

Ulsamer B (1997) Excellente Kommunikation mit NLP. Gabal, Offenbach

Wahren HK (1994) Gruppenund Teamarbeit in Unternehmen. de Gruyter, Berlin

Waleczek H, Hofinger G (2005) Kommunikation über kritische Situationen im OP-Schwierigkeiten, Besonderheiten, Anforderungen. In: Hofinger G (Hrsg) Kommunikation in kritischen Situationen. Verlag für Polizeiwissenschaft, Frankfurt

Watzlawick P, Beavin JH, Jackson DD (1969) Menschliche Kommunikation. Huber, Bern

Whitcher SJ, Fisher JD (1979) Multidimensional reactions to therapeutic touch in a Hospital setting. J Personality & Social Psychology 37:87–96

Witte EH (1989) Sozialpsychologie. Ein Lehrbuch. Psychologie, München

Wittig A, Dieterle WE, Schüpbach H, Wirsching M (2006) Teamsupervision in der Krankenpflege – Erwartungen, Effekte und Nutzen. Psychother Psychosom Med Psychol 56:450–456

Wunderer R (2009) Führung und Zusammenarbeit. Eine unternehmerische Führungslehre. Luchterhand, München

Zapf D (2000) Mobbing – eine extreme Form sozialer Belastung in Organisationen. In: Muhsahl HP, Eisenhauer T (Hrsg) Psychologie der Arbeitssicherheit. Beiträge zur Förderung der Gesundheit und Sicherheit in Arbeitssystemen. Asanger, Heidelberg

Zimbardo P, Gerrig G, Richard J (2008) Psychologie. Pearson, München

Stichwortverzeichnis

© Der/die Herausgeber bzw. der/die Autor(en), exklusiv lizenziert
an Springer-Verlag GmbH, DE, ein Teil von Springer Nature 2023
S. Möller, *Einfach ein gutes Team – Teambildung und
-führung in Gesundheitsberufen*, Top im Gesundheitsjob,
https://doi.org/10.1007/978-3-662-67614-1

Printed in the United States
by Baker & Taylor Publisher Services